JN050872

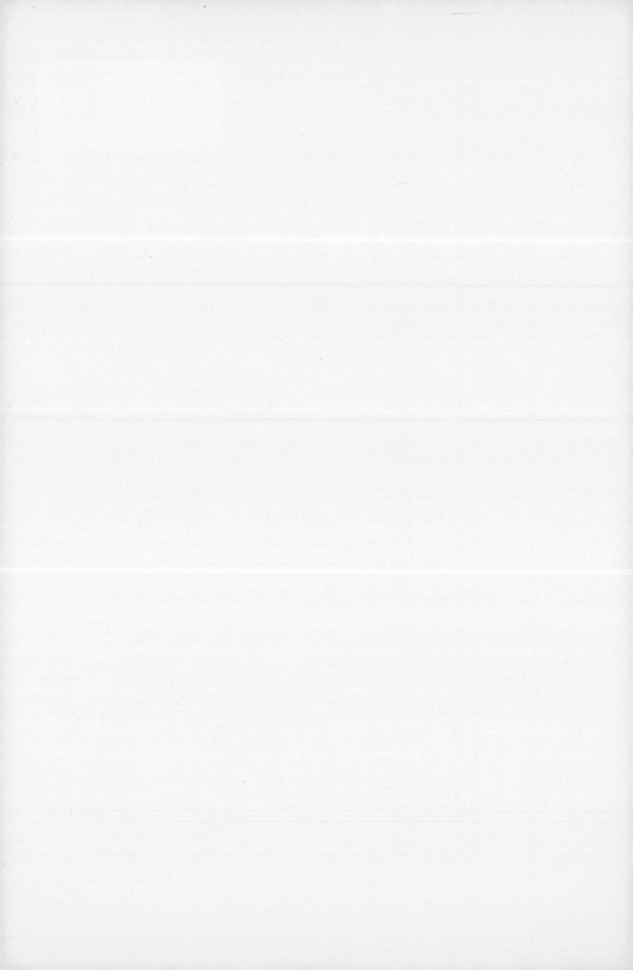

小児滲出性中耳炎診療ガイドライン 2022年版

Clinical practice guidelines for the diagnosis and management of
otitis media with effusion（OME）in children in Japan, 2022

日本耳科学会
Japan Otological Society

日本小児耳鼻咽喉科学会
Japan Society for Pediatric ORL

編

金原出版株式会社

小児滲出性中耳炎診療ガイドライン作成委員会

原渕　保明（担当理事）　社会医療法人 北斗病院 特別顧問　難聴・耳手術センター長
　　　　　　　　　　　　旭川医科大学名誉教授

小林　一女（担当理事）　昭和大学耳鼻咽喉科・頭頸部外科
日高　浩史（委員長）　　関西医科大学耳鼻咽喉科・頭頸部外科
伊藤　真人（前委員長）　自治医科大学小児耳鼻咽喉科・耳鼻咽喉科
池田　怜吉　　　　　　　東北大学耳鼻咽喉・頭頸部外科
上出　洋介　　　　　　　かみで耳鼻咽喉科クリニック
黒木　春郎　　　　　　　外房こどもクリニック
仲野　敦子　　　　　　　千葉県こども病院耳鼻咽喉科
吉田　晴郎　　　　　　　長崎大学耳鼻咽喉・頭頸部外科
飯野ゆき子（アドバイザー）　東京北医療センター耳鼻咽喉科
高橋　晴雄（アドバイザー）　長崎大学名誉教授

編　集

一般社団法人　日本耳科学会
日本小児耳鼻咽喉科学会

承　認

一般社団法人　日本耳鼻咽喉科頭頸部外科学会

2022年版　序

　　本邦での医療情勢を踏まえ，エビデンスに基づいた小児滲出性中耳炎診療ガイドラインが初めて作成されたのが2015年でした。その後いただいたパブリックコメントや新しい知見を踏まえ，この度，待望の改訂版（2022年版）が完成しました。

　　滲出性中耳炎は，日常臨床で頻繁に遭遇する中耳炎の一つです。とくに小児においては，就学前に90％が一度は罹患するという報告もあり，小児に難聴を引き起こす疾患として最も頻度が高い疾患です。気づかれずに見過ごされている場合には言語発達の遅れや学習の妨げが生じるなど，その影響は極めて大きいといえます。さらに長期的には癒着性中耳炎や真珠腫性中耳炎の原因にもなるため，正確な診断と適切な対応が重要となります。また，治療に関しても薬物療法，鼓膜換気チューブ留置術やアデノイド切除術の適応など，難しい判断を求められることも多く，エビデンスに基づいた診療が要求されます。

　　今回の改訂では，本疾患の概念や治療法が図表ともに明解に示され，よりユーザーフレンドリーなガイドラインになっています。また，今後の診断技術向上にむけた将来展望にも触れられています。耳鼻咽喉科医のみならず，小児科医をはじめとする小児医療に関係するすべての方々に有用な情報を提供すると考えられます。

　　本診療ガイドラインは，小児滲出性中耳炎診療ガイドライン作成委員会が膨大な時間を費やした努力の結晶ですが，発刊に際しては日本耳鼻咽喉科頭頸部外科学会理事会および学術委員会にも監修をしていただきました。改めて御礼申し上げます。

　　最後に，このように読みごたえのあるガイドラインを作成いただいた日高浩史委員長をはじめとして，作成委員会に参加された委員の皆様の熱意と努力に対して，日本耳科学会を代表して深甚なる敬意と謝意を表するとともに，小児滲出性中耳炎への対応が，本診療ガイドラインの活用によってますます充実することを祈っています。

2022年9月

一般社団法人　日本耳科学会理事長

欠畑　誠治

2015年（初版）　序

　　滲出性中耳炎は，日常臨床で頻繁に遭遇する中耳炎の一つで，特に小児においては，就学前に90％が一度は罹患するという報告もあります。小児に難聴を引き起こす疾患としては最も頻度が高く，気づかれずに見過ごされた場合には言語発達の遅れや学習の妨げが生じるなど，その影響は極めて大きいといえます。長期的には，癒着性中耳炎や真珠腫性中耳炎の原因にもなるため，正確な診断と適切な対応が重要であることは明らかです。また，治療に関しても薬物療法の有効性や鼓膜換気チューブ留置術やアデノイド切除術の適応など，難しい判断を求められることも少なくありません。

　　このように小児滲出性中耳炎では，エビデンスに基づいた診療ガイドラインの作成が望まれてきました。米国では，2004年に初めて小児滲出性中耳炎臨床ガイドラインが作成されましたが，耳鼻咽喉科医が小児滲出性中耳炎のプライマリケアを担当する本邦では，独自の診療ガイドラインが必要といわれてきました。そしてこの度，日本耳科学会と日本小児耳鼻咽喉科学会が共同で作成した待望の診療ガイドライン（2015年版）が完成しました。本診療ガイドラインは，小児滲出性中耳炎診療ガイドライン作成委員会が膨大な時間を費やした努力の結晶ですが，発刊に際しては，日本耳鼻咽喉科学会理事会および学術委員会にも監修をしていただきました。改めて御礼を申し上げます。

　　最後に，伊藤真人委員長をはじめとして作成委員会に参加された委員の皆様の熱意と努力に対して，日本耳科学会を代表して深甚なる敬意と謝意を表するとともに，小児滲出性中耳炎への対応が，本診療ガイドラインの活用によって一層充実することを祈っています。

2014年12月

一般社団法人　日本耳科学会理事長

小 川　郁

目　次

I 滲出性中耳炎の概要

1. 病態

　中耳は耳管（耳と鼻をつなぐ管）で連絡した前後に長い一連の含気腔で，鼓膜を含む耳管，鼓室，乳突洞，乳突蜂巣からなっている。鼓室には耳小骨（音を伝える骨）がある。乳突洞，乳突蜂巣は鼓室の周囲にある骨の空間で，耳管とともに中耳の換気をする働きがある（**図1**）。耳管の鼻側にはアデノイド（咽頭扁桃）があり，感染巣として滲出性中耳炎の病態に関与するとされる。小児で急性中耳炎や滲出性中耳炎が多い理由としては，成人に比べ小児の耳管がより短く，水平に近い角度にあり，機能も未熟なことから，中耳の換気機能や感染からの防御機能が劣ることが考えられる（**図2**，**3**）。

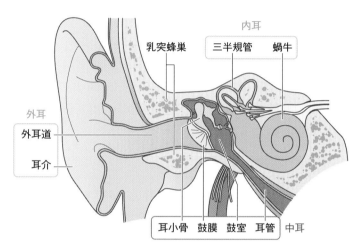

図1　耳の模式図（右耳を前からみた図）
外耳道の奥に鼓膜があり，鼓膜，鼓室（中耳の主体である鼓膜の奥の空間），耳小骨（鼓室にある音を伝える骨），耳管（耳と鼻をつなぐ管）を合わせて中耳と呼ぶ。鼓室の周囲には，乳突蜂巣と呼ばれる骨の空間があり，耳管とともに中耳の炎症をしずめたり換気をする働きがある。

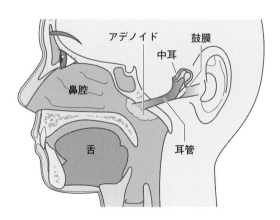

図2　中耳（耳管），アデノイドの位置関係
耳管の鼻側にはアデノイド（咽頭扁桃）があり，感染巣として滲出性中耳炎の病態に関与するとされる。

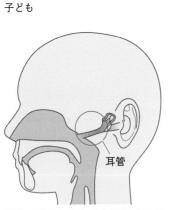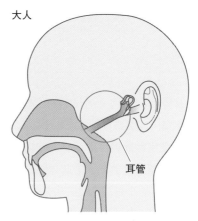

子ども　　　　　　　　　　　　　　　大人

耳管　　　　　　　　　　　　　　　　耳管

図3　子どもと大人の耳管の比較
成人に比べ，小児の耳管はより短く水平に近い角度で機能的にも未熟であるため，中耳の換気機能や感染からの防御機能が劣り，小児で急性中耳炎や滲出性中耳炎が多くなると考えられる。

2. 鼓膜所見（図4）

正常では，鼓室には空気のみが存在し貯留液はないが，滲出性中耳炎では中耳の液体（滲出液）が鼓膜から透見されるとともに，鼓膜の光錐減弱，陥凹や膨隆がみられ，長期間続くと鼓膜の菲薄化などの変形（病的変化）が強くなる。

3. 検査所見

診断には気密耳鏡やティンパノメトリーを用いる。正常鼓膜は圧力をかけるとよく動き，ティンパノグラム（ティンパノメトリーで測定した図）ではピークを認める。中耳に液体がたまると鼓膜の動きが悪くなり，ティンパノグラムは平坦化する（**図5**）。

4. 治療

3カ月以内は，自然治癒も期待できるため，慎重に経過観察を行う。治癒しない場合の治療としては，カルボシステイン内服などの保存的治療，鼓膜換気チューブ留置術などの手術治療が主に行われる。その他にも，鼓膜切開，耳管通気，アデノイド切除術などを行うこともある。鼻副鼻腔炎やアレルギー性鼻炎を合併している例では，それらに対する治療も重要といえる。

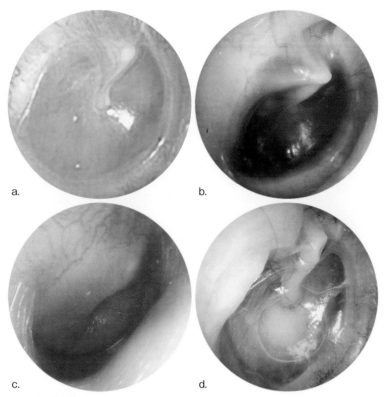

図4　鼓膜所見
a. 正常鼓膜。b〜d. 滲出性中耳炎症例。滲出性中耳炎では，中耳腔の液体貯留が
みられ，鼓膜の陥凹 (b)，膨隆 (c)，アテレクタシス・菲薄化 (d) などの異常所見
がみられる。

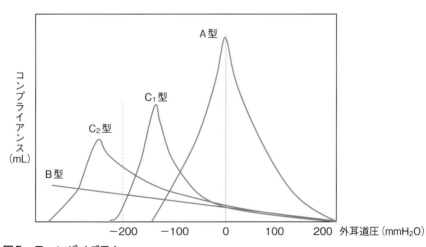

図5　ティンパノグラム
外耳道圧を変化させると，正常例では中耳圧と外気圧は同じで鼓膜はよく動きA型を示すが，
滲出性中耳炎症例では中耳圧が陰圧になるため，ピークがみられなかったり (B型)，ピークが
陰圧側にずれる (C型)。200 mmH$_2$O を境にして，C型はピークの位置が陽圧側にあるC$_1$型
と陰圧側にあるC$_2$型に細分類される。

Ⅱ 小児滲出性中耳炎の鼓膜所見（カラー付図）

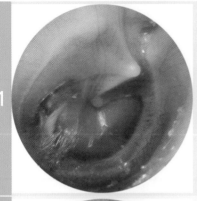

1

鼓膜弛緩部
弛緩部は薄茶色の中耳貯留液が見られ，わずかに陥凹気味である。さらに緊張部の陥凹に伴って，弛緩部鼓膜の突っ張り感と短突起が突出して見える。

鼓膜緊張部
緊張部は貯留液がほとんど見られず，含気している。ツチ骨柄は強く内陥しており，鼓膜は陥凹している。

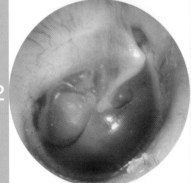

2

鼓膜弛緩部
弛緩部は薄茶色の貯留液が見られ，陥凹はない。

鼓膜緊張部
緊張部は貯留液が前上象限から前下象限にかけて認められ，液相と空気相がきれいに分かれて見える。ツチ骨柄は内陥していない。光錐が見られる。

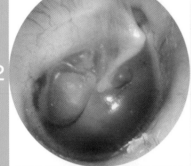

3

鼓膜弛緩部
弛緩部は貯留液が見られ，陥凹はない。

鼓膜緊張部
緊張部は薄茶色の透明感のある貯留液で満たされている。
ツチ骨柄の内陥は強い。

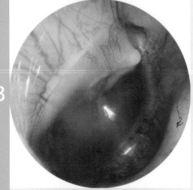

4

鼓膜弛緩部
弛緩部は薄茶色の貯留液が見られ，わずかに陥凹気味で，鼓膜の突っ張り感が見られる。ツチ骨柄の内陥が強いために短突起が突出して見える。

鼓膜緊張部
緊張部は薄茶色の透明感のある貯留液で満たされている。
ツチ骨柄の内陥は強い。

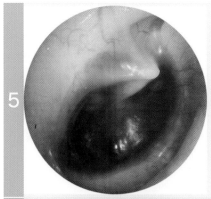

鼓膜弛緩部

弛緩部は薄茶色の貯留液が見られ，わずかに陥凹気味である。さらに緊張部の陥凹に伴って，弛緩部鼓膜の突っ張り感と短突起が突出して見える。

鼓膜緊張部

緊張部は暗赤色の貯留液で満たされているが，コレステリン肉芽腫症ではない。ツチ骨柄は強く内陥している。

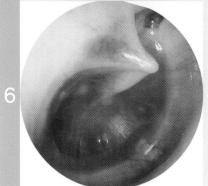

鼓膜弛緩部

5と同一症例で，弛緩部は薄茶色の貯留液が見られ，陥凹している。

鼓膜緊張部

時間経過とともに緊張部の貯留液は暗赤色から薄茶色の透明感のある貯留液に置換されている。コレステリン肉芽腫症ではない。ツチ骨柄は強く内陥している。

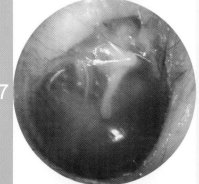

鼓膜弛緩部

弛緩部は薄茶色の貯留液が見られ，陥凹が強いため，ツチ骨柄の内陥は強くはないが短突起が突出しているように見える。弛緩部鼓膜の突っ張り感が見られる。

鼓膜緊張部

緊張部の貯留液は薄茶色で，後上象限に含気が見られる。ツチ骨柄の傾きは普通である。

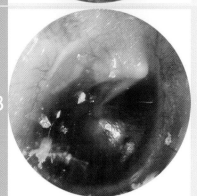

鼓膜弛緩部

弛緩部は黄色の貯留液が見られ，やや膨隆しているように見える。

鼓膜緊張部

緊張部は茶褐色の貯留液が見られる。ツチ骨柄は強く内陥している。

9

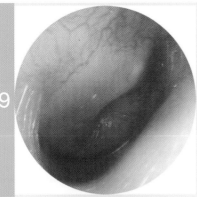

鼓膜弛緩部
本症例は急性中耳炎と滲出性中耳炎を繰り返している。急性期の終わり頃の所見で，外耳道の毛細血管の拡張と発赤が遺残している。弛緩部は貯留液で腫脹している。ツチ骨短突起が不明瞭である。

鼓膜緊張部
緊張部は腫脹している。鼓膜は肥厚し，不透明で暗く見えている。光錐が見られない。

10

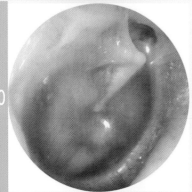
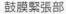

鼓膜弛緩部
弛緩部は黄色の貯留液が見られ，陥凹している。ツチ骨柄の内陥は強くはないが短突起が突出し，弛緩部鼓膜の突っ張り感が見られる。

鼓膜緊張部
急性中耳炎と滲出性中耳炎を繰り返している症例で，緊張部の中心は黄色い膿性貯留液が見られ，周囲に茶色い液が見られる。

11

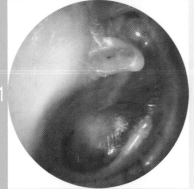
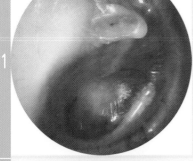

鼓膜弛緩部
弛緩部は陥凹し，ツチ骨短突起が突出して見える。滲出性中耳炎としては相当の時間が経過している。

鼓膜緊張部
緊張部は茶褐色の貯留液が見られる。緊張部は菲薄化，陥凹して岬角に接触している。

12

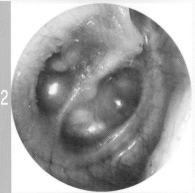

鼓膜弛緩部
弛緩部は陥凹し，ツチ骨短突起が突出して見える。

鼓膜緊張部
緊張部は菲薄化が強く，茶色の貯留液が見られる。後上象限が陥凹し，キヌタ・アブミ関節が透見できる。滲出性中耳炎としては相当の時間が経過している。

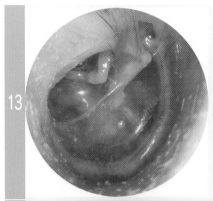

13

後遺症：鼓膜の菲薄化・接着（アテレクタシス）

鼓膜弛緩部
弛緩部は陥凹している。貯留液はなく，ツチ骨短突起がやや突出して見える。滲出性中耳炎としては相当の時間が経過している。

鼓膜緊張部
緊張部の貯留液は消失している。後上象限は菲薄化して内陥しているため，キヌタ骨長脚，アブミ骨とその関節が明瞭に見られる。

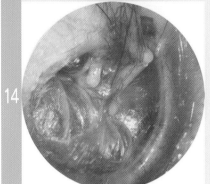

14

後遺症：鼓膜の菲薄化・接着（アテレクタシス）

鼓膜弛緩部
13と同一症例に対し，気密耳鏡を用いて鼓膜の可動性を見たところ，弛緩部にはあまり変化が見られない。圧負荷により毛細血管の拡張が見られる。

鼓膜緊張部
後下象限から前下象限にかけて菲薄化した鼓膜が膨隆している。後上象限ではキヌタ骨長脚と鼓膜が一部癒着している。

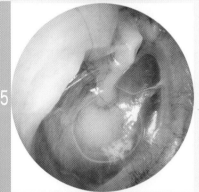
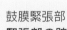

15

後遺症：鼓膜の菲薄化・接着（アテレクタシス）

鼓膜弛緩部
弛緩部はやや陥凹している。ツチ骨短突起の先端部が消失しているように見える。

鼓膜緊張部
緊張部の貯留液は消失している。鼓膜全体が菲薄化して陥凹し，中央部は岬角に接触している。ツチ骨柄下端は岬角に接触している。

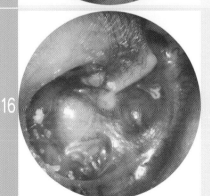

16

後遺症：鼓膜の菲薄化・接着（アテレクタシス）

鼓膜弛緩部
弛緩部はやや陥凹している。

鼓膜緊張部
緊張部に貯留液を認める。鼓膜全体が菲薄化して，中央部から後上象限は岬角に接触するほど内陥している。ツチ骨柄も強く内陥している。

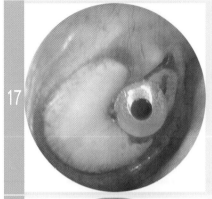

17

後遺症：チューブ留置に伴う鼓膜石灰化

鼓膜弛緩部
弛緩部には変化は見られない。

鼓膜緊張部
前象限に留置した鼓膜換気チューブの影響により，緊張部全体に強い石灰化が見られる。貯留液はない。

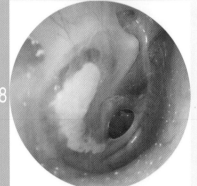

18

後遺症：チューブ留置に伴う鼓膜石灰化と小穿孔

鼓膜弛緩部
弛緩部にはわずかな陥凹が見られる。

鼓膜緊張部
前象限に留置した鼓膜換気チューブの脱落後の穿孔と，後象限の石灰化が見られる。

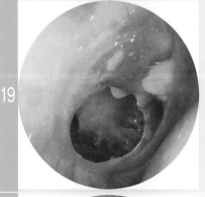

19

後遺症：チューブ留置に伴う鼓膜石灰化と中穿孔

鼓膜弛緩部
弛緩部には変化は見られない。

鼓膜緊張部
前上象限の石灰化と，鼓膜換気チューブ脱落後の中穿孔が見られる。

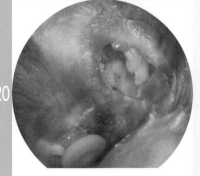

20

後遺症：弛緩部型真珠腫性中耳炎（口蓋裂児）

鼓膜弛緩部
弛緩部のretraction pocket^{註)}と白色塊を認める。

鼓膜緊張部
鼓膜換気チューブを前象限に留置していたが真珠腫は拡大していった。

註：retraction pocket；鼓膜の一部がポケット状に中耳腔に陥凹している状態。

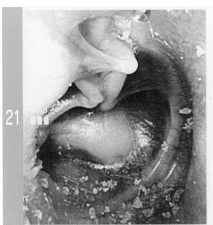

後遺症：鼓膜の菲薄化・接着（アテレクタシス）

鼓膜弛緩部
弛緩部は陥凹し，ツチ骨短突起が突出している。

鼓膜緊張部
ツチ骨柄は強く内陥し，菲薄化した鼓膜の一部は岬角に接着または癒着している。周囲に茶褐色の貯留液が見られる。キヌタ骨長脚，キヌタ・アブミ関節，アブミ骨筋が見られる。鼓膜換気チューブ留置後，緊張部の陥凹は解除され，接着であったことが判明した。

21

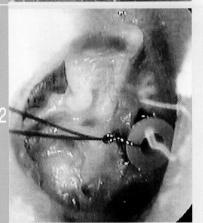
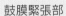

後遺症：チューブ留置と癒着

鼓膜弛緩部
弛緩部には変化は見られない。

鼓膜緊張部
前象限に鼓膜換気チューブが留置されているが，各部で癒着があり，鼓膜は本来の位置に復していない。

22

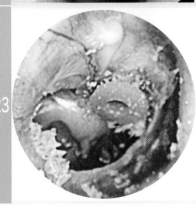

後遺症：チューブ留置と癒着，真珠腫性中耳炎

鼓膜弛緩部
弛緩部の変化ははっきりしない。

鼓膜緊張部
前象限に鼓膜換気チューブが留置されているが，上皮が鼓膜穿孔縁から鼓室内に侵入していた。キヌタ骨長脚，前象限などの各部で癒着があり，鼓膜は本来の位置に復していない。

23

Ⅲ 小児滲出性中耳炎診療時の問診の目的，ならびに問診項目

（p.24：**第2章-1参照**）

問診の目的

1. 発症時期を推測する
2. 発症リスクを推測する
3. 難治化リスクを推測する

問診項目

Ⅰ. 家族歴（家族，および同胞で次の疾患の有無）
  ・耳疾患の有無［滲出性中耳炎の長期罹患・慢性中耳炎（中耳真珠腫を含む）の罹患および手術］
  ・アレルギー疾患［アレルギー性鼻炎（花粉症を含む）・気管支ぜんそく・アトピー性皮膚炎・食物アレルギーなど］
  ・慢性鼻副鼻腔炎（手術歴を含めて）
  ・口蓋裂（軟口蓋裂も含めて）
  ・アデノイドあるいは口蓋扁桃手術歴

Ⅱ. 既往歴および罹患・治療中の疾患について
  ・アレルギー疾患［アレルギー性鼻炎（花粉症を含む）・気管支ぜんそく・アトピー性皮膚炎・食物アレルギーなど］
  ・急性中耳炎（反復性かどうか，初回発症時期，治癒状況）
  ・過去の滲出性中耳炎の治療歴
  ・胃食道逆流症（GERD）
  ・口蓋裂・軟口蓋裂
  ・他臓器や全身に関わる疾患（染色体異常症・頭蓋顔面発達異常・代謝異常など）

Ⅲ. 生活環境について
  ・集団保育（通所開始年齢含む）
  ・家庭内喫煙者の有無

Ⅳ. 発症時期の推測に必要な問診
  ・発症時期の前後に関連した疾患（鼻副鼻腔炎，急性中耳炎，上気道炎，アレルギー性鼻炎，他）
  ・滲出性中耳炎を疑う症状（難聴，聞き返し，耳をよくさわる，頭を振る・かしげる，言葉が遅い，発音が悪い）

Ⅳ　初版（2015年版）からの改訂点

　初版（『小児滲出性診療ガイドライン 2015年版』）公表後に頂いたパブリックコメントを踏まえ，下記の点を中心に改訂案を作成した。さらにガイドライン作成中の2020，2021年度日本耳科学会学術講演会中の委員会報告において同学会員と協議した内容を反映させ，改訂を行った。

1. 巻頭資料において，小児滲出性中耳炎の病態と診断・治療が概観できるよう努めた。

2. 「**第1章-4**」（p.4）において，2015年版発行以後，海外から報告された小児滲出性中耳炎に関するガイドラインを紹介した。

3. 小児滲出性中耳炎の定義を述べた「**第1章-18**」（p.16）において，本ガイドラインに関係した用語の解説を追加した。

4. エビデンスの質は『Minds診療ガイドライン作成の手引き2014』（福井ら 2014），『Minds診療ガイドライン作成マニュアル2020』（福井ら 2020）の提案を参照し，米国小児科学会（AAP）の提案する表示方法を採用した。また，推奨度の決定基準には，Minds（Medical Information Network Distribution Service），ならびにGRADE（Guidelines of Recommendations Assessment, Development and Evaluation）の提案を参照しつつ，AAPが推奨する方法に準じた。

5. 2015年版ではアデノイド切除術は「上気道病変に対する明らかな適応がない場合は，初回手術としては推奨されない」と記載されていた。近年のメタアナリシスの知見を踏まえ，4歳未満と4歳以上に分類し，後者に関しては「アデノイド切除術をチューブ留置術と併用すると，再発率が低下することが期待されるので，アデノイド切除術と鼓膜換気チューブ留置術の併用を検討してもよい」と改訂した（p.62：**第3章-CQ9**）。

6. 2015年版では鼓膜切開術はCQ-9「その他の外科的治療（鼓膜切開術，口蓋扁桃摘出術）」において，「単独で行われる鼓膜切開術は推奨されない」と記載されていた。近年のエビデンスを踏まえ，「小児滲出性中耳炎に対する鼓膜切開術は，診断・治療方針の決定ならびに短期的予後には有効であるが，長期予後の改善目的には適さない」と改訂した（p.48：**第3章-CQ5**）。

7. 聴力障害による鼓膜換気チューブ留置術の適応については，2015年版では中等度以上の聴力障害（40 dB以上）を推奨度A，25〜39 dBの聴力障害を示す場合を推奨度Bとしていたが，これらを一括し「良聴耳の聴力が30 dBを超える聴力障害を示す場合」を推奨とした（p.51：**第3章-CQ6**）。

8. 新たなCQとして，「**CQ10 一側性の滲出性中耳炎に対して鼓膜換気チューブは有効か**」（p.67），追補CQとして，「**追補CQ 癒着性中耳炎に進展した場合，どのように対処するか**」（p.69）を作成した。

9. 「**第4章 ダウン症，口蓋裂に対する取り扱い**」（p.75）の項目は，最新の知見を踏まえた解説に更新し，診療指針を明確化した。

10. 付記として，診断技術向上に向けた将来展望に関する記載を追加した（p.87）。

小児滲出性中耳炎の診療アルゴリズム

(p.38：**第3章参照**)

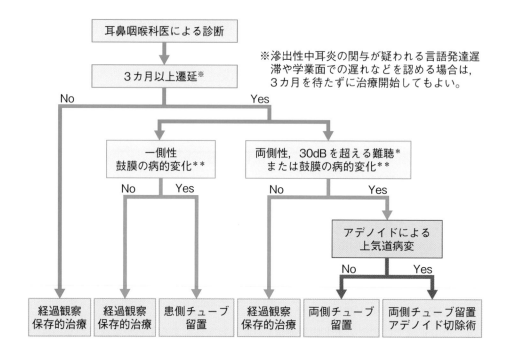

註)

- 保存的治療については，以下を参照のこと。

    「**第3章-CQ2：抗菌薬**」(p.41)

    「**第3章-CQ3：その他の薬物治療**」(p.44)

    「**第3章-CQ4：薬物以外の保存的治療**」(p.46)

- 経過観察は，鼓室が含気化して，鼓膜所見と聴力が正常化するまで，最低3カ月に一度行うべきである。

- アデノイド切除術の適応については，「**第3章-CQ9**」(p.62) を参照。

- 一側性の滲出性中耳炎については，「**第3章-CQ10**」(p.67) を参照。

 *25〜30 dBでは，チューブ留置を行ってもよいが，適応をより慎重に検討すべきである (p.51：**第3章-CQ6参照**)

**チューブ留置が必要な鼓膜の病的変化とは，鼓膜緊張部もしくは弛緩部の高度な内陥，耳小骨の破壊，癒着性の鼓膜内陥を指す。

CQ・推奨一覧

推奨度

強い推奨	強いエビデンスがあり (A)，益は害より大きい。 十分な (中程度の) エビデンスがあり (B)，益は害よりはるかに大きい。 研究実施上の制約により十分なエビデンスはないが (X)，明らかに益が害よりはるかに大きい。
推奨	十分な (中程度の) エビデンスがあり (B)，益は害より大きい。 弱いエビデンスがあり (C)，益は害よりはるかに大きい。 研究実施上の制約により十分なエビデンスはないが (X)，明らかに益が害よりはるかに大きい。
オプション	専門家の意見や基本的原理に基づく論拠以外に十分なエビデンスはないが (D)，益が害を上回る。 エビデンスはあるが (A, B, C) 益と害が拮抗する。
非推奨	十分なエビデンスがなく (D) 益と害が拮抗する。

	CQ	推奨	推奨度	エビデンスの質	ページ
CQ1	滲出性中耳炎の経過観察期間はどのくらいが適切か	小児滲出性中耳炎は鼓膜の病的変化がなければ，発症から3カ月間は経過観察 (watchful waiting) が推奨される。	強い推奨	A	p.40
		3カ月以上遷延する両側性の滲出性中耳炎においても，難聴の程度が軽度で，鼓膜の病的変化がなければ，その後も注意深く経過観察することを検討してもよい。	推奨	B	
CQ2	滲出性中耳炎に抗菌薬投与は有効か	小児滲出性中耳炎には抗菌薬投与は推奨しない。ただし，鼻副鼻腔炎を合併している小児滲出性中耳炎に対しては，マクロライド系抗菌薬投与 (クラリスロマイシン：CAM少量長期投与療法) が選択肢の一つとなる。	推奨	B	p.41
		周辺器官に細菌感染を伴わない場合，小児滲出性中耳炎に対する抗菌薬の投与は害が益より大きく，治療として提供しないようにする。	推奨	B	
CQ3	滲出性中耳炎に抗菌薬以外の薬物治療は有効か	1) カルボシステイン カルボシステインは，薬物治療の選択肢の一つとして推奨される。	強い推奨	A	p.44
		2) 副腎皮質ステロイド 副腎皮質ステロイドの経口投与は短期的な有効性は認められるが，慢性的な滲出性中耳炎に対する長期の有効性は認められず，害が益より大きいため提供しないようにする。	強い推奨 (行わないことを強く推奨する)	A	
		一方，鼻噴霧用ステロイド薬に関しては有害事象のリスクは低いとされ，近年，有効性が示されている。	推奨	B	
		3) 抗ヒスタミン薬 第二世代抗ヒスタミン薬は，アレルギー性鼻炎が合併する場合には治療の選択肢として検討すべきである。第一世代抗ヒスタミン薬の小児滲出性中耳炎に対する有効性は認められず害が益より大きく，治療として提供しないように推奨する。	オプション	B	

CQ4	滲出性中耳炎に,薬物以外の保存的治療(局所処置や自己通気)は有効か	1) 局所処置 耳鼻咽喉科外来における, 鼻副鼻腔に対する局所処置や耳管通気処置が小児滲出性中耳炎に対する有効性についてのエビデンスは不足しているが, 外科的治療までの経過観察期間中に施行することを検討してもよい。	オプション	C	p.46
		2) 自己通気 自宅における自己通気用の風船を用いた自己通気を1日3回以上施行することを, 選択肢の一つとして推奨する。	推奨	B	
CQ5	滲出性中耳炎に,鼓膜切開術は有効か	小児滲出性中耳炎に対する鼓膜切開術は, 診断・治療方針の決定ならびに短期的予後には有効であるが, 長期予後の改善目的には適さない。	オプション	D	p.48
CQ6	鼓膜換気チューブ留置術はどのような症例に適応となるか	発症あるいは診断から3カ月以上遷延する, 両側性の小児滲出性中耳炎症例で下記のような症例に適応となる。			p.51
		①鼓膜のアテレクタシスや癒着などの病的変化が出現した場合	強く推奨	B	
		②良聴耳の聴力が30dBを超える聴力障害を示す場合	推奨	B	
		③滲出性中耳炎の関与が疑われる言語発達遅滞, 学業面での遅れ, 行動面での問題, 前庭症状, 活動性の低下, 耳の不快感, QOLの低下などを認める場合 ただし, 発達障害によるこれらの症状を除く。	推奨	B	
CQ7	鼓膜換気チューブの術後管理はどのように行うか	術後早期, ならびに定期的(最長で4〜6カ月に1度)に鼓膜換気チューブの留置状態を観察し, 聴力評価を行うことを推奨する。鼓膜換気チューブ脱落後には再発の有無と追加治療(チューブ再留置)が必要か, 経過観察が必要である。	強い推奨	A	p.58
CQ8	鼓膜換気チューブはいつまで留置すべきか	難治化のリスクを伴わない例では, 留置は通常2年程度とする。また, 保存的治療中に難治性の耳漏や, チューブ留置部の炎症性変化(肉芽形成)が強いときにも抜去を検討すべきである。	推奨	C	p.60
CQ9	滲出性中耳炎にアデノイド切除術,口蓋扁桃摘出術は有効か	1) アデノイド切除術 アデノイド増殖症が認められた場合, アデノイド切除術は滲出性中耳炎に対して有効だが, 侵襲的な手術であるため, 以下のことを考慮して行うのが望ましい。			p.62
		①4歳未満の症例は上気道病変に対する明らかなアデノイド切除術の適応症がない場合は, 小児滲出性中耳炎に対する初回手術として推奨しない。	強い推奨(行わないことを強く推奨する)	A	
		②4歳以上の症例ではアデノイド切除術を鼓膜換気チューブ留置術と併用すると, 再発率が低下することが期待されるので, アデノイド切除術と鼓膜換気チューブ留置術の併用を検討してもよい。	強い推奨	A	
		③初回手術による鼓膜換気チューブ脱落後の再発症例に対する再手術時には, 口蓋裂がないことを確認して行ってもよい。	推奨	B	
		2) 口蓋扁桃摘出術 口蓋扁桃摘出術については, 小児滲出性中耳炎の治療目的で行わないように推奨する。	強い推奨(行わないことを強く推奨する)	A	

CQ10	一側性の滲出性中耳炎に対して鼓膜換気チューブ留置術は有効か	鼓膜の病的変化があれば，両側性と同様に鼓膜換気チューブ留置術（チューブ留置）を含めた対応を検討する。病的変化がなければ，原則的には対側を含めた聴力フォローを推奨する。	推奨	C	p.67
		例外は言語発達に影響するリスクをもつ小児（at risk children）であり，より積極的な対処が必要である。一側性の滲出性中耳炎は健側の聴力を見すえたうえで，症例に応じた個別の対処を推奨する。	推奨	C	
追補CQ	癒着性中耳炎に進展した場合，どのように対処するか	鼓膜の癒着が存在し，かつ耳漏や難聴があるものや，真珠腫を合併する例では鼓室形成術が選択肢の一つとなる。	推奨	X	p.69

第1章

作成の経緯と概要

1. 要約

目的：小児滲出性中耳炎（12歳未満）の定義と病態，診断と検査法を示し，本邦の小児滲出性中耳炎症例に対する治療の現状を考慮して，エビデンスに基づきガイドライン作成委員会のコンセンサスが得られた治療法を推奨する。

方法：小児滲出性中耳炎の治療についてClinical Question（CQ）を作成し，各CQおよび定義，病態，診断，検査等のテーマごとに文献を検索した。本ガイドラインは初版では検索式による検索期間の指定は行わなかったが，改訂版では2014年3月〜2019年5月までの期間のエビデンス収集を行った。CQに対しては収集されたエビデンスに基づき推奨を作成した。

結果：小児滲出性中耳炎を，慢性化・難治化のリスクを伴わない群とハイリスク群（ダウン症・口蓋裂）に分けて，経過観察を含めた推奨される臨床管理を提示した。また，一側性の滲出性中耳炎への対応や，癒着性中耳炎などの難治例に関するCQを追加した。

結論：小児滲出性中耳炎診療においては，中耳貯留液や鼓膜の病的変化など滲出性中耳炎そのものへの対応ばかりではなく，その病態を考慮して周辺器官の病変への対応を含めた臨床管理が重要である。

2. 作成者

　　小児滲出性中耳炎診療ガイドライン作成委員会を**表1-1**に記載した。本委員会は日本耳科学会および日本小児耳鼻咽喉科学会のガイドライン委員会として発足・構成された。2013年2月28日に第1回委員会が開催され，初版の作成作業を開始した。2017年5月18日に第12回委員会が開催され，改訂版の作成作業を開始した。2021年10月15日の第26回委員会で，外部評価者からの意見を踏まえた検討を行った。さらに2022年2月1日の第27回委員会で日本耳鼻咽喉科学会・学術委員会からの査読意見を踏まえた検討を行い，作業を完了した。

　　また，本委員会はガイドライン初版作成の際，文献検索を特定非営利活動法人日本医学図書館協会に依頼した。

3. 資金提供者・スポンサー・利益相反

　　本ガイドラインは，日本耳科学会の事業費のみによって作成された。日本耳科学会は，特定の団体・企業からの支援を受けているものではない。ガイドライン作成期間中に，本委員会の構成員に非個人的な金銭利害を提供した団体・企業のリストを示す（**別表**）。利益相反（COI）を有する委員は，COIが該当する範囲のドラフト作成を担当しないように配慮した。

　　また，最終的なガイドライン委員のCOIに影響を受けないよう，最終的なガイドラインの記載内容や推奨事項に関しては，ガイドライン委員全員が確認し承認を行った。

4. 作成の背景および沿革

　　滲出性中耳炎は，急性炎症を伴わず中耳腔に貯留液を認める状態であり，"鼓膜に穿孔が

表1-1　小児滲出性中耳炎診療ガイドライン作成委員会

氏名	所属	専門
原渕保明 (担当理事)	社会医療法人 北斗病院 特別顧問 難聴・耳手術センター長 旭川医科大学名誉教授	耳鼻咽喉科学
小林一女 (担当理事)	昭和大学耳鼻咽喉科・頭頸部外科	耳鼻咽喉科学
日高浩史 (委員長)	関西医科大学耳鼻咽喉科・頭頸部外科	耳鼻咽喉科学
伊藤真人 (前委員長)	自治医科大学小児耳鼻咽喉科・耳鼻咽喉科	耳鼻咽喉科学
池田怜吉	東北大学耳鼻咽喉・頭頸部外科	耳鼻咽喉科学
上出洋介	かみで耳鼻咽喉科クリニック	耳鼻咽喉科学
黒木春郎	外房こどもクリニック	小児科学
仲野敦子	千葉県こども病院耳鼻咽喉科	耳鼻咽喉科学
吉田晴郎	長崎大学耳鼻咽喉・頭頸部外科	耳鼻咽喉科学
飯野ゆき子 (アドバイザー)	東京北医療センター耳鼻咽喉科	耳鼻咽喉科学
高橋晴雄 (アドバイザー)	長崎大学名誉教授	耳鼻咽喉科学

別表　ガイドライン作成委員に非個人的金銭利害を提供した団体 (50音順)

- 上出洋介は，旭化成株式会社，デンマーク工科大学経由で William Demant Foundation (デンマーク) から研究費を受けている。
- その他の委員には，日本医学会診療ガイドライン策定参加資格基準ガイダンス (https://jams.med.or.jp/guideline/clinical_guidance.pdf) に則り，開示基準を超えるもの，利益相反を申告すべきものはいない。

なく，中耳腔に貯留液をもたらし難聴の原因となるが，急性炎症症状すなわち耳痛や発熱のない中耳炎"と定義される (p.i：**巻頭資料I**，p.16：**第1章-18参照**)。滲出性中耳炎は小児においては，就学前に90％が一度は罹患する中耳疾患であり (Tos 1984[1])，小児に難聴を引き起こす最大の原因である。1歳までに50％以上の小児が滲出性中耳炎に罹患し，2歳までに60％以上が罹患することが知られている (Casselbrant et al. 2003[2])。ほとんどが3カ月以内に自然治癒するが，30〜40％の小児では滲出性中耳炎が再発し，5〜10％は治癒までに1年以上を要する (Stool et al. 1994[3]，Tos 1984[1]，Williamson et al. 1994[4])。後遺症が生じることもあり，長期にわたる医学管理を要する疾患である (p.20：**第1章-20参照**)。

　成人においては，滲出性中耳炎の原因として耳管機能障害が大きく関与しており，上咽頭腫瘍なども認められ，小児とは異なった背景因子が存在するため，本ガイドラインの適応からは除外した。本ガイドラインは12歳未満の小児滲出性中耳炎に対する診療ガイドラインである。

　小児滲出性中耳炎は感冒罹患時や急性中耳炎罹患後に発症する場合が約50％と多い (Rosenfeld et al. 2003[5])。感冒や鼻副鼻腔の炎症，中耳の急性炎症症状が特徴的な急性中耳炎に罹患すると，中耳腔に液体 (滲出液または中耳貯留液という) が貯まることがあり，特に耳管機能不全や機能障害，乳突蜂巣発育不全などがある場合に滲出性中耳炎となることが多い (p.i：**巻頭資料I・図1**)。急性中耳炎後の貯留液はいつの時点で滲出性中耳炎と判断するのか，あるいは周囲も気づかず，偶然に発見された中耳貯留液はどのように滲出性中耳炎と診

断するのか説明が必要である。

　主な症状は難聴，耳閉塞感であり，発熱や痛みはほとんどみられない。自然治癒もある一方，急性症状を伴わないため，気づかれずに長期間見過ごされることがある。長期に未治療の状態が続くと，①難聴による言語発達の遅れ，学習の妨げが生じることが懸念されている（p.34：**第2章-8参照**）。また，②癒着性中耳炎などの鼓膜，中耳の病的変化へ移行する症例もある（p.18：**第1章-19**，p.69：**第3章-追補CQ参照**）。外科的治療（鼓膜換気チューブ留置術が第一選択）は難聴の改善に役立つが，チューブ留置後に鼓膜の永久穿孔や硬化を残すこともある（p.51～：**第3章-CQ6～8参照**）。

本ガイドラインの沿革

　小児滲出性中耳炎の診療ガイドラインは，2004年の米国の小児滲出性中耳炎臨床ガイドライン（Rosenfeld et al. 2004[6]）を初めとして，2008年に英国でNICEガイドライン（National Collaborating Centre for Women's and Children's Health 2008[7]）が報告され，その後も2012年の韓国小児滲出性中耳炎ガイドライン（Korean Clinical Practice Guidelines 2012[8]）が発表されるなど，世界各地で小児滲出性中耳炎診療ガイドライン作成の機運が高まっていた（**表1-2**）。また，対象疾患は滲出性中耳炎だけではないが，小児に対する鼓膜換気チューブ留置術に関する診療ガイドラインも海外では作成された（Rosenfeld et al. 2013[9]）。

　欧米のガイドラインの主要な目的は，「いつ，どの時点で鼓膜換気チューブ留置手術のために耳鼻咽喉科専門医へ紹介するか」である。一方で，耳鼻咽喉科医が小児滲出性中耳炎のプライマリケアを担当することも多い本邦では，小児滲出性中耳炎は周辺器官の炎症病変との関連性のなかでとらえられており，治療の対象には単に滲出性中耳炎ばかりではなく，周辺器官の病変も含まれている。つまり，小児滲出性中耳炎の経過観察を含めた臨床管理には，中耳貯留液や鼓膜の病的変化などの滲出性中耳炎そのものへの対応ばかりではなく，その病態を考慮して周辺器官の病変への対応の両方が関わっているのが現状である。このような本邦の医療環境を背景に，日本耳科学会および日本小児耳鼻咽喉科学会は，小児滲出性中耳炎の診療を支援する目的に，根拠に基づく医療（Evidence-based Medicine：EBM）に準拠して（中山 2004[10]），『小児滲出性中耳炎診療ガイドライン2015年版』（初版）を作成した（日本耳科学会他 2015[11]，Ito et al. 2017[12]）。

　2015年版の発表後，2016年にはデンマークの小児滲出性中耳炎ガイドライン（Heidemann et al. 2016[13]）が報告されるとともに，米国のガイドラインが改定された（Rosenfeld et al. 2016[14]）。2018年にはフランスの小児滲出性中耳炎ガイドライン（Blanc et al. 2018[15]）も報告された。さらに各地域のガイドライン作成者が参加したパネルディスカッションにおいて，国際的コンセンサス作成の試みが報告された（Simon et al. 2018[16]）。これらのコンセンサスは，本ガイドラインが2015年版から示してきた方針と概ね一致する。

　2022年版では，近年のガイドライン作成法の進歩に鑑み，推奨度判定基準の見直しを行った。使用する判定基準の選定にあたっては，『Minds診療ガイドライン作成マニュアル2017』（小島原ら 2017[17]），『Minds診療ガイドライン作成マニュアル2020』（福井ら 2020[18]）を参考とし，米国小児科学会（AAP）[19]が推奨する方法を採用することとした（p.10：**第1**

表1-2　これまでの各国からのガイドライン

著者	雑誌名・巻・号・ページ	発行年	所管	概要
Bull ら[7]	London：RCOGPress. 1-74	2008	National Collaborating Centre for Women's and Children's Health（英国）	・看護師，患者代表も含めた Woking group ・経済的評価についても記載
Lee ら[8]	J Korean Med Sci 27：835-48	2012	韓国耳科学会	・AOMとOME両者のガイドライン ・GRADE systemでガイドライン作成
Rosenfeld ら[9]	Otolaryngol Head Neck Surg. 149（1）：S1-35	2013	米国耳鼻咽喉科学会	・鼓膜チューブ留置に関するガイドライン ・4 guidelines ・15 systematic reviews or meta-analyses ・113RCTs
伊藤ら[11, 12]	金原出版. 1-90 Auris Nasus Larynx. 44（5）501-8（英文ダイジェスト版）	2015 2017	日本耳科学会，日本小児耳鼻咽喉科学会	・本ガイドラインの初版 ・OMEの病態を考慮して周辺器官の病態を含めた臨床管理の重要性を提議
Rosenfeld ら[14]	Otolaryngol Head Neck Surg. 154（1）：S1-41	2016	米国耳鼻咽喉科学会，米国小児科学会，米国家庭医学学会	・2004年発行のガイドラインをupdate ・4 new practice guidelines ・20 new systematic review ・49 RCTs
Heidemann ら[13]	Int J Pediatr Otorhinolaryngol. 87：154-63	2016	デンマーク保健医薬品局，デンマーク耳鼻咽喉科学会	・Working group ・GRADE systemでガイドライン作成
Blanc ら[15]	Eur Anno Otorhinolaryngo Head Neck Dis. 135：269-73	2018	フランス耳鼻咽喉科学会	・Extensive review（1996-2016）に基づく
Simon ら[16]	Eur Anno Otorhinolaryngo Head Neck Dis. 135：S33-9	2018	Interanational consensus assesment（フランス，英国，米国，中国，南アフリカ）	・OME診療の世界的コンセンサス ・各地域のガイドライン作成者でpanel discussion

章-10参照）。これは，①エビデンスの質を総括的に評価することが可能で，②患者が受ける益と害のバランスを重視した方法である。改訂の過程で，CQを一部見直し，ガイドライン利用者の利便性を図るため，病態に関する図の追加や用語の解説を記載するなど，2015年版の構成を一部整理した。

「巻頭資料Ⅱ・カラー付図」（p.iv）の鼓膜所見に示すように，小児滲出性中耳炎の鼓膜所見や中耳貯留液の性状は多様である。その病因・病態は複雑で，発症，遷延，再発のメカニズムには個人差があると考えられる。さらに，個々の症例において周辺器官の病変がどの程度，滲出性中耳炎の病態に影響を及ぼしているかを判断する明確な指標はない。本ガイドラインはこれらすべての小児滲出性中耳炎の総体に対するエビデンスをもとに作成されたものであり，個々の症例すべてに対する最良の指針を示しているわけではないことを申し添える。本ガイドラインはあくまで診療を支援するためのものであり，診療を拘束するものではない[註1]。これを実際に臨床の現場でどのように患者に用いるかは，医師の専門的知識と経験をもとに，患者や保護者の意向や価値観を考慮して判断されるものである。有効性を示す

高いレベルのエビデンスがないことは，その治療法が無効であること，または行ってはならないことを直接的に意味するものではない。しかし，そのような治療法を用いる場合には，その他の推奨される治療法を用いなかったことに対する配慮が必要であり，臨床的有効性の評価，そして患者とのコミュニケーションについて，一層の配慮が必要とされる。診療ガイドラインにおける推奨事項は，個々の臨床状況で行われるべき医療内容の法的根拠とはならないことを重ねて強調したい（Hurwitz 1999[20]）。本ガイドラインは，2015年版と同様に公表後に利用者ならびに患者の意見を反映し定期的に改訂の予定である。

　　註1）ガイドラインは次のように位置づけられる。
　　　　規制（regulations）＞指令（directive）＞推奨（recommendation）＞指針（guideline）［Last JM
　　　　編・日本疫学会訳　第3版疫学辞典（一部追加）による］

参考文献

1) Tos M. Epidemiology and natural history of secretory otitis. Am J Otol. 1984；5(6)：459-62.
2) Casselbrant ML, Mandel EM. Epidemiology. In：Evidence-Based Otitis Media (Rosenfeld RM, Bluestone CD, eds.), 2nd ed., BC Decker Inc, Hamilton, Ontario, 2003, pp147-162.
3) Stool SE, Berg AO, Berman S, et al. Otitis media with effusion in young children. Clinical practice guideline, Number 12. AHCPR Publication No. 94-0622. Rockville, MD：Agency for Health Care Policy and Research, Public Health Service, US Department of Health and Human Services, 1994.
4) Williamson IG, Dunleavey J, Bain J, et al. The natural history of otitis media with effusion--a three-year study of the incidence and prevalence of abnormal tympanograms in four South West Hampshire infant and first schools. J Laryngol Otol. 1994；108(11)：930-4.
5) Rosenfeld RM, Kay D. Natural history of untreated otitis media. Laryngoscope. 2003；113(10)：1645-57.
6) Rosenfeld RM, Culpepper L, Doyle KJ, et al. Clinical practice guideline：Otitis media with effusion. Otolaryngol Head Neck Surg. 2004；130(5 Suppl)：S95-118.
7) National Collaborating Centre for Women's and Children's Health (UK). Surgical management of otitis media with effusion in children. National Institute for Health and Clinical Excellence (NICE)：guidline, RCOG Press, 2008.
8) Lee HJ, Park SK, Choi KY, et al. Korean Otologic Society. Korean clinical practice guidelines：otitis media in children. J Korean Med Sci. 2012；27(8)：835-48.
9) Rosenfeld RM, Schwartz SR, Pynnonen MA, et al. Clinical practice guideline：Tympanostomy tubes in children. Otolaryngol Head Neck Surg. 2013；149(1 Suppl)：S1-35.
10) 中山健夫．EBMを用いた診療ガイドライン：作成・活用ガイド．金原出版，2004．
11) 日本耳科学会，日本小児耳鼻咽喉科学会．小児滲出性中耳炎診療ガイドライン2015年版．金原出版，2015，pp1-90．
12) Ito M, Takahashi H, Iino Y, et al. Clinical practice guidelines for the diagnosis and management of otitis media with effusion (OME) in children in Japan, 2015. Auris Nasus Larynx. 2017；44(5)：501-8.
13) Heidemann CH, Lous J, Berg J, et al. Danish guidelines on management of otitis media in preschool children. Int J Pediatr Otorhinolaryngol. 2016；87：154-63.
14) Rosenfeld RM, Shin JJ, Schwartz SR, et al. Clinical Practice Guideline：Otitis Media with Effusion (Update). Otolaryngol Head Neck Surg. 2016；154(1 Suppl)：S1-41.
15) Blanc F, Ayache D, Calmels MN, et al. Management of otitis media with effusion in children. Société française d'ORL et de chirurgie cervico-faciale clinical practice guidelines. Eur Ann Otorhinolaryngol Head Neck Dis. 2018；135(4)：269-73.
16) Simon F, Haggard M, Rosenfeld RM, et al. International consensus (ICON) on management of otitis media with effusion in children. Eur Ann Otorhinolaryngol Head Neck Dis. 2018；135(1S)：S33-9.
17) 小島原典子，中山健夫，森實敏夫，他編．Minds診療ガイドライン作成マニュアル2017．公益財団法人日本医療機能評価機構 EBM医療情報部，2017．
18) 福井次矢，山口直人監修．Minds診療ガイドライン作成マニュアル2020．公益財団法人日本医療機能評

価機構 EBM医療情報部. 2020.

19) American Academy of Pediatrics Steering Committee on Quality Improvement and Management. Classifying recommendations for clinical practice guidelines. Pediatrics. 2004；114(3)：874-7.

20) Hurwitz B. Legal and political considerations of clinical practice guidelines. BMJ. 1999；318(7184)：661-4.

5. 作成目的ならびに目標

　本ガイドラインの目的は，小児滲出性中耳炎(12歳未満[註2])の診断・検査法を示し，エビデンスに基づき，ガイドライン作成委員のコンセンサスが得られた推奨される治療法の作成である。本ガイドラインが，小児滲出性中耳炎患者の診療にあたり臨床的判断を支援するために活用され，患者の診断・治療に有益となることを目標とする。

　　註2) 小児滲出性中耳炎では，児童期(2〜11歳)の後半で自然治癒する症例が多く，12歳以上の青少年期(12〜16または18歳)では，滲出性中耳炎は少なくなるとともに，その病態が幼少児のそれとは異なることから，本ガイドラインでは，12歳未満を採用した。

6. 公開・利用法

　本ガイドラインは，耳鼻咽喉科医や小児科医など，小児滲出性中耳炎の診療に関わるすべての医師を利用者と想定する。臨床現場で広く利用されるために冊子として出版し，日本耳科学会のホームページとMindsホームページでも公開する。さらに初版ではアルゴリズム，CQ，ステートメントを英文化し，国際誌に掲載したが，改訂版においても投稿準備中である。また，患者やその保護者をはじめとした一般市民のためのリーフレットを2016年度に発行しており，こちらも今後，改訂を予定している。

　なお，ガイドラインを利用する際は，ガイドラインに記された診療行為が医師の専門領域や経験によっては実施困難な場合があることを，利用者自身が判断する必要がある。ガイドラインには，主として耳鼻咽喉科医が行う観血的な治療法も含まれており，実施困難な場合に備え，耳鼻咽喉科医に紹介できる体制を整備することが望ましい。

　また，医師以外の医療従事者(看護師，臨床検査技師，言語聴覚士など)にとっては，本ガイドラインは小児滲出性中耳炎に関する知識を深めるために有用であろう。

7. 対象

　本ガイドラインが対象とする患者，および対象としない患者を**表1-3**に示す。

　本ガイドラインが対象とする患者は，12歳未満(性別不問)の小児滲出性中耳炎確定診断症例であり，口蓋裂，ダウン症，頭蓋・顔面奇形を含むものとする。また，急性中耳炎後の症例では，急性炎症症状の消失後3週間を経たものとする。

　ただし，3歳未満では急性中耳炎の関与が大きく，さらに精度の高い聴力検査が難しいことから，外科的治療の適応決定には特に注意を要し，慎重に決定すべきであることを申し添える。

　免疫不全症例および急性炎症症状がみられる症例は，本ガイドラインにおいて対象としていない。

表1-3　本ガイドラインが対象とする患者，および対象としない患者

対象とする患者	・12歳未満（性別不問）の小児滲出性中耳炎確定診断症例 ・口蓋裂，ダウン症に伴う小児滲出性中耳炎症例 ・急性炎症症状の消失後3週間を経たもの 註：3歳未満では，外科的治療の適応決定には注意を要し，慎重に決定すべきである
対象としない患者	・免疫不全症例 ・急性炎症症状のみられる症例

　本ガイドラインが対象とする臨床管理は，次の3点である。

①聴覚機能検査などの診断に関する臨床管理
②薬物や局所処置などの保存的治療，外科的治療などの治療に関する臨床管理
③経過観察に関する臨床管理

　一方，小児滲出性中耳炎発見のためのスクリーニング検査や，予防管理については本ガイドラインでは対象としていない。

8. エビデンスの収集

1) 文献検索

　初版作成時は，特定非営利活動法人日本医学図書館協会の診療ガイドライン作成支援サービスを利用し，文献検索を協同して行った。文献検索には，PubMed，The Cochrane Library，医中誌Webが用いられ，初版（2015年版）の検索は2014年10〜12月に実施された。2015年版では，検索式による検索期間の指定は行わなかった。第2版（2022年版）の検索は，2015年版において文献検索を行った2014年3月以降とし，巻末に示す検索日までを検索式設定の基本とした。ただし，2022年版で新たに作成したCQ5，10と追補CQでは，2015年版作成時と同様に検索式による検索期間の指定は行わなかった。

　文献検索は，定義，病因・病態，合併症・後遺症，診断・検査法，治療の各Clinical Question（CQ），ダウン症・口蓋裂のテーマごとに行われた。PubMedと医中誌Webにおける検索式は，疾患キーワードとテーマごとの主要キーワードを掛け合わせて構成され，対象年齢を0〜18歳，言語を英語と日本語に限定した。

　基本方針として研究デザインや論文形式による絞り込みは行わなかったが，検索される文献数とテーマの内容によっては，診療ガイドライン，システマティックレビュー，メタアナリシスなどの論文形式に限定した。The Cochrane Libraryにおいては，疾患キーワードでシステマティックレビューとランダム化比較試験を検索した。

　また，各ガイドライン作成委員においてもテーマごとに文献のハンドサーチを行い，ガイドライン作成委員会の判断で文献を追加した。

2) 文献採択の方針

　検索された文献は，タイトル，アブストラクト，抄録から明らかに対象テーマに該当しな

いものを除外し，残りの文献の内容を吟味した。治療に関する項目では，適切な既存のシステマティックレビュー，メタアナリシスが認められた場合は，それらの文献に含まれる研究以降の新規のランダム化比較試験を合わせて，エビデンスとして採用した。治療の項目で，既存のシステマティックレビュー，メタアナリシスが認められない場合はランダム化比較試験を，ランダム化比較試験も認められない場合は非ランダム化比較試験やコホート研究・症例対照研究などの観察研究をエビデンスとして採用した。治療の項目においては，副作用や合併症に係る研究結果はエビデンスレベルによらず採用することとした。治療以外の項目に関しては，既存のシステマティックレビュー，メタアナリシス，レビュー論文を中心として，疫学研究，ランダム化比較試験，非ランダム化比較試験，観察研究，基礎実験研究まで含めてエビデンスとして採用した。なお，Abstract Table および検索式一覧は紙面の関係で掲載せず，一般社団法人日本耳科学会ホームページに掲載予定である（https://www.otology.gr.jp/）。

9. エビデンスの評価

　ガイドライン内のテーマごとに各2名のガイドライン作成委員が，「**第1章-7**」（p.7）で示したガイドライン対象患児の条件や明らかにテーマに該当しない文献を除外して残りの文献の主たる知見を抽出し，研究方法論上のバイアスを評価してエビデンステーブルを作成した。さらに前述した文献採択の方針に従い，エビデンスとして採用する文献を選択した。なお，各文献の評価は，テーマごとの担当者以外の全委員の意見も加えて決定された。

　本ガイドラインの作成にあたっては『Minds診療ガイドライン作成マニュアル2020』[1]の提案を参考とし，『小児急性中耳炎診療ガイドライン2018年版』[2]と同様に，エビデンスの質（**表1-4**）は下記に示す米国小児科学（AAP）の提案する表示方法（American Academy of Pediatrics. Steering Committee on Quality Improvement and Management. 2004[3]）を採用した。

　まず個々の研究に対し，以下の要素を検討し，総合的に評価した。

①バイアスリスク［選択バイアス，実行バイアス（盲検化），検出バイアス（アウトカム評価者の盲検化），症例減少バイアス，選択的アウトカムバイアス，早期試験注視バイアス，その他のバイアス（COIなど）］
②直接性（外的妥当性，一般化可能性，適応可能性）：さらに，複数の研究から得られる共通したアウトカムについて，上記項目に加え，下記の要素を勘案し，エビデンス総体としての強さを評価した。
③一貫性（複数の研究による支持）
④精確性：観察研究に関しては，エビデンスの質を上げる項目として，下記の要素を考慮した。
　・介入による効果が大きい
　・容量－反応勾配あり
　・可能性のある交絡因子が効果を減弱させている

表1-4　エビデンスの質

A	よくデザインされたランダム化比較試験（RCT），あるいは適切な対象に対するよくデザインされた診断的研究【強いエビデンス】
B	小さな限界を伴うRCTあるいは診断的研究；観察研究から得られる非常に一貫したエビデンスの存在【十分な（中程度の）エビデンス】
C	観察研究（症例対照研究，コホート研究）【弱いエビデンス】
D	専門家の意見，症例報告，基本的原理に基づく論拠【不十分な（とても弱い）エビデンス】
X	妥当性の高い研究の実施が不可能【益と害の有意性が明らかであるような例外的状況である場合に検討対象とする】

　上記のすべての要素を考慮したうえでエビデンス総体を総合し，共通のアウトカムに関する各エビデンスの強さを評価し，エビデンスの総体としてのアウトカム自体のエビデンスの強さを決定した。さらに，アウトカムの集合であるCQのエビデンスの強さを，エビデンス総体の総括として統合した。

参考文献

1) Minds（Medical Information Network Distribution Service）診療ガイドライン選定部会監修．Minds診療ガイドライン作成マニュアル2020．医学書院，2020．
2) 日本耳科学会，日本小児耳鼻咽喉科学会，日本耳鼻咽喉科感染症・エアロゾル学会編．小児急性中耳炎診療ガイドライン2018年版．金原出版，2018．
3) American Academy of Pediatrics Steering Committee on Quality Improvement and Management. Classifying recommendations for clinical practice guidelines. Pediatrics. 2004；114（3）：874-7.

10. 推奨および推奨度の決定基準

　CQに対する推奨および推奨度の明示は，診療ガイドラインに期待される最も重要な役割の一つであるが，どのような要因を考慮して推奨および推奨度を決定することが望ましいかについては多くの議論がある。

　本委員会では，治療に関するCQを作成する時点において「推奨および推奨度決定のために重視するアウトカム」について委員の意見を集約し，以下のアウトカムを抽出した。

- ・聴力
- ・言語発達
- ・QOL
- ・学業・日常生活への影響
- ・難治性の滲出性中耳炎（癒着性中耳炎などを含む）への移行
- ・中耳貯留液の存在
- ・治療の有害事象

　治療に関する推奨の決定には，福井・丹後の提案（福井ら2003[2]），Minds（Medical Infor-

表1-5　推奨の強さ

強い推奨	強いエビデンスがあり（A），益は害より大きい。 十分な（中程度の）エビデンスがあり（B），益は害よりはるかに大きい。 研究実施上の制約により十分なエビデンスはないが（X），明らかに益が害よりはるかに大きい。
推奨	十分な（中程度の）エビデンスがあり（B），益は害より大きい。 弱いエビデンスがあり（C），益は害よりはるかに大きい。 研究実施上の制約により十分なエビデンスはないが（X），明らかに益が害よりはるかに大きい。
オプション	専門家の意見や基本的原理に基づく論拠以外に十分なエビデンスはないが（D），益が害を上回る。 エビデンスはあるが（A，B，C）益と害が拮抗する。
非推奨	十分なエビデンスがなく（D）益と害が拮抗する。

表1-6　推奨の強さの決定：「エビデンスの質」と益とバランスの関係
（文献4）より引用）

	エビデンスの質	益または害の優位性	益と害が拮抗
A	よくデザインされたランダム化比較試験（RCT），あるいは適切な対象に対するよくデザインされた診断的研究	強い推奨	オプション
B	小さな限界を伴うRCTあるいは診断的研究；観察研究から得られる非常に一貫したエビデンスの存在		
C	観察研究（症例対照研究，コホート研究）	推奨	
D	専門家の意見，症例報告，基本的原理に基づく論拠	オプション	非推奨
X	妥当性の高い研究の実施が不可能【益と害の有意性が明らかであるような例外的状況である場合に検討対象とする】	オプション	

mation Network Distribution Service）（Minds 2007, 2014[3]，2020[4]），GRADE（Guidelines of Recommendations Assessment, Development and Evaluation）の考え方を参考とし，本委員会において以下の要素を勘案して総合的に判断した。

・臨床上の適用性
・患者の価値観
・益と害，コストに関するエビデンス

　具体的な決定は，『小児急性中耳炎診療ガイドライン 2018年版』[1]の方法を踏襲し，AAPが推奨する方法に準じた（**表1-5, 6**）。このAAPが提唱するガイドライン作成法を採用する複数のガイドラインが国内外から発表されている（Desrosiers et al. 2011[6]，Tunkel et al. 2014[7]，Seidman et al. 2015[8]，Chandrasekhar et al. 2019[9]）。

　AAPのエビデンス評価法はGRADEと同様，推奨の強さの決定にはエビデンスレベルに加えて，患者が受ける益と害の強さのバランスが重視されている。これに加え，**表1-5, 6**に示すように益と害の優位性が明らかな状況では，妥当性の高い研究実施が困難なためにエビデンスの集積が十分でない臨床課題に対して，強い推奨を行うことも可能であるという特徴を有する。以上の特徴は，本ガイドラインの作成理念とも合致する。

　「強い推奨度」の判定には，少なくとも一つのレベルAのエビデンスがあり，本邦の現状を考慮しても適用できると本委員会の総意で判断したものとした。「推奨度」の判定には，

少なくとも一つの有効性を示すレベルのエビデンスがあり，本邦の現状に適用可能であると本委員会が判断できたものを条件とした。

　また，これらの推奨は，本委員会が推奨（案）を提案し，それに対する理事の意見を参考にして協議のうえ，推奨を決定したものである。推奨度の決定に際しては，客観性・透明性を維持することに努めているが，すべての内容について万全を保証するものではない。

　今後，本ガイドラインの次回以降の改訂に向けて，本ガイドラインで述べられている推奨，推奨度の内容に対する利用者の意見，提案を受け入れる体制の整備を進めて行く予定である。

　なお，本委員会では，「**第2章 診断・検査法**」（p.23）に関しては前述のエビデンスレベルや推奨および推奨度の決定基準をそのまま用いることは適切ではない，との判断により，エビデンスレベル，推奨および推奨度を示していない。各項目では，それぞれの診断・検査法の意義や要点，臨床上の位置付けについての概要を示した。

参考文献

1) 日本耳科学会，日本小児耳鼻咽喉科学会，日本耳鼻咽喉科感染症・エアロゾル学会編．小児急性中耳炎診療ガイドライン2018年版．金原出版，2018.
2) 福井次矢，丹後敏郎．診療ガイドライン作成の手順．EBMジャーナル．2003；4（3）：284-92.
3) Minds（Medical Information Network Distribution Service）診療ガイドライン選定部会監修．Minds診療ガイドライン作成の手引き．医学書院，2007，2014.
4) Minds（Medical Information Network Distribution Service）診療ガイドライン選定部会監修．Minds診療ガイドライン作成マニュアル2020．公益財団法人日本医療機能評価機構EBM医療情報部．2020.
5) American Academy of Pediatrics Steering Committee on Quality Improvement and Management. Classifying recommendations for clinical practice guidelines. Pediatrics. 2004；114（3）：874-7.
6) Desrosiers M, Evans GA, Keith PK, et al. Canadian clinical practice guidelines for acute and chronic rhinosinusitis. Allergy Asthma Clin Immunol. 2011；7（1）：2.
7) Tunkel DE, Bauer CA, Sun GH, et al. Clinical practice guideline：tinnitus. Otolaryngol Head Neck Surg. 2014；151（2 Suppl）：S1-40.
8) Seidman MD, Gurgel RK, Lin SY, et al；Guideline Otolaryngology Development Group. AAO-HNSF. Clinical practice guideline：Allergic rhinitis. Otolaryngol Head Neck Surg. 2015；152（1 Suppl）：S1-43.
9) Chandrasekhar SS, Tsai Do BS, Schwartz SR, et al. Clinical Practice Guideline：Sudden Hearing Loss（Update）. Otolaryngol Head Neck Surg. 2019；161（1_suppl）：S1-45.

11. リリース前のレビュー

　本委員会では，ガイドラインの公開に先立ち，小児滲出性中耳炎の診療に携わる耳鼻咽喉科医，小児科医，およびガイドライン専門家にガイドラインドラフト版に対する外部評価を依頼した。**表1-7**に外部評価者を示す。外部評価者のうち，3名にはAGREE II（Appraisal of Guidelines for Research & Evaluation II）に基づいて，2名には自由形式でそれぞれ独立して評価を行って頂いた。

1）AGREE IIによる評価

　AGREE IIは，診療ガイドラインを評価するツールとして世界的に用いられている（https://www.agreetrust.org）。その評価法は，6領域23項目と全体評価2項目で構成されている。6

表1-7　外部評価者とその評価の概要

氏名 （敬称略）	所属
中山健夫	京都大学大学院医学研究科 社会健康医学系専攻健康情報学・教授
石和田稔彦	千葉大学真菌医学研究センター 感染症制御分野・教授
南郷栄秀	聖母病院総合診療科・部長
西崎和則	岡山大学名誉教授
工藤典代	アリス耳鼻咽喉科・理事長

領域23項目では，"対象と目的"，"作成の厳密さ"，"提示の明確さ"，"適応の可能性"，"編集の独立性"の側面から，項目ごとに評点1（全くあてはまらない）～7（強くあてはまる）を付与する。全体評価の2項目では，ガイドラインの質を評点1（低い）～7（高い）で示したうえで，ガイドライン使用を推奨するかどうかの判断を下す。

　独立した外部評価者3名によるAGREE IIの評点結果を規定の方法で算出した。具体的には，全評価者の全項目の評点を合計し，その合計点を当該領域で獲得可能な最高評点に対するパーセンテージで示す。3名の採点評価は，領域1（対象と目的）＝100％，領域2（利害関係者の参加）＝65.1％，領域3（作成の厳密さ）＝81％，領域4（提示の明確さ）＝76.2％，領域5（適応可能性）＝61.9％，領域6（編集の独立性）＝88.1％，となった。全体評価として，3名全員がこのガイドライン使用を"推奨する"という評価であった。

2) 自由形式による評価

　さらに外部評価者2名には，特に評価方法を指定することなく，ドラフト版を評価して頂いた。評価は主に耳鼻咽喉科の観点から，医学記載の正確さ，エビデンスの解釈，作成された推奨の妥当性について行われた。

3) 外部評価に対するガイドライン作成委員会の対応

　本委員会では，5名の外部評価者からの指摘をとりまとめ，それらに対してどのように対応するか，協議を行った（**表1-8**）。

12. 更新の計画

　本ガイドラインは3～5年を目処に更新を行う予定である。本ガイドラインの公開後は，新たなガイドライン作成委員会の組織化に向けて調整を開始する。新しく発表されるエビデンスを系統的に把握してレビューを行い，ガイドライン更新に供する資料とするためのワーキンググループを設置する。ガイドラインの部分的更新が必要となった場合は，適宜，学会ホームページに掲載する。

13. モニタリング・監査

1) モニタリング

　本ガイドライン発刊後の2022年度以降に，モニタリングとして耳鼻咽喉科医，小児科・

表1-8　外部評価者からの主な指摘点とガイドライン作成委員会の対応

指摘	対応
AGREE II 領域 2（利害関係者の参加）： ・疾患の特徴から，次回改訂では小児科委員の増員，総合診療科の専門家の参加が望まれる。 ・文献的に対象集団の価値観や希望について調べられているが，国内の対象集団に対する調査は行われていない。その必要性については，記載されている。	・次回改訂では，ご指摘頂いた委員の増員を検討し，より多面的な内容の検討と普及の推進に努める。小児科委員の増員に加え，総合診療科の専門家にも委員として参画頂く。 ・今後，一般向けに本ガイドラインのダイジェスト版（リーフレット）を発行，普及をめざしている。国内の対象集団に対する調査は，ガイドライン改訂時の検討事項とした。
AGREE II 領域 2（ガイドラインの利用者の明確な定義）： ・小児滲出性中耳炎の診療に関わるすべての医師であると明確に定義されている。一方，耳鼻咽喉科医以外の医師が本疾患を疑った際の，耳鼻咽喉科医への紹介のタイミングや本疾患をフォローアップする際の留意点等について，記載されていない。	・一律にガイドラインとして推奨できないために言及しなかったが，各種の論説などで耳鼻咽喉科紹介のタイミングを示唆するものは散見され，ガイドライン改訂時の検討事項とする。
AGREE III 領域 3（作成の厳密さ）： ・個々のエビデンスの解説はあるが，推奨を支持する（患者さんにとって意味のあるアウトカムに対する）エビデンス総体の記述・図示がみあたらない。 ・推奨の決定に際し，どのパネリストが関与したのか，また合意形式の方法が不明である。	・エビデンス総体の総括方法を「第1章-9」（p.9）に詳述した。また，図示のかわりに，改訂版では各CQに益と害のバランスを追記した。 ・推奨の決定は，委員全員の総意に基づいており，作成方法を「第1章-10」（p.10）に詳述した。
AGREE II 領域 4（提示の明確さ，推奨の具体性）： ・重要な推奨の一覧があると利便性が高い ・個々のエビデンスの解説はあるが，推奨を支持するエビデンス総体の記載が見当たらない。 ・一つのQuestionに対して，複数の推奨がある場合に，やや読みにくい点がある。	・CQとその推奨，エビデンスレベルの一覧表を作成した。 ・複数の推奨のあるCQに対し，互いに関連する事項である際は表などでアルゴリズムを参照できるように配慮した。 ・異なる種類のCQについては，小見出しをつけて整理した。
AGREE II 領域 5（適応の可能性）： ・全体としてガイドラインの促進要因や阻害要因に関しては，明確には記載されていない。各CQで記載されているところはある。 ・助言・ツールに関しては，あまり明確に記載はされていない。 ・推奨の適応のために必要な専門家スタッフ，新しい設備，薬剤費などの追加のリソースについては書かれていない。 ・モニタリングや監査のための基準は示されていない。	・総論の該当する部分（p.7：第1章-6）において，臨床現場で広く利用されるための促進要因や阻害要因を追記した。 ・本ガイドラインは冊子として出版し，日本耳科学会のホームページでも公開する。また，一般向けのリーフレットを2016年度に発行しており，こちらも今後，改訂を予定している。 ・観血的手技に関しては，「安全に実施できる技能と設備が必須である」と記載，令和2（2020）年現在の医科診療報酬点数表に基づく手術点数を追記した。薬剤費に関してはジェネリック製剤もあるため，記載はしていない。 ・「第1章-13 モニタリング・監査」（p.13）を作成し，今後の計画を含め，追記した。
・各CQに対する推奨は簡潔に。	・一項目に対する推奨文は5行以内とし，できるだけ明瞭簡潔に記載した。
・滲出性中耳炎の発生頻度に季節性があるか，および経過観察の時期に季節を考慮すべきかに関し，エビデンスがあるか。	・季節による発生頻度，治癒率と月平均気温との関連を調査した海外からの報告は散見されるが（Castagno et al. 2002[6]，Gordon et al. 2004[7]，Knopke et al. 2017[8]），見解は統一されておらず，国内からの報告はみられない。ワクチンとの関連を含め，ガイドライン改訂時の検討事項とした。

総合診療科医を対象とするアンケート調査実施を計画している。その結果を踏まえて，本ガイドラインの普及をめざしていく。モニタリングに用いる基準として，以下の項目が挙げられる。

①本ガイドラインの浸透度・利用状況
②初版との利用状況の比較
③各推奨の遵守状況
④各推奨のエビデンスプラクテスギャップとその理由

これと並行して，患者とその保護者を対象とするアンケートと調査を新たに立案・実施し，患者・保護者への浸透度，利便性，患者視点の反映度，改善点などについて意見を求めていく予定である。

2) 監査

本ガイドラインを活用した小児滲出性中耳炎の診療内容の質を評価するための監査基準として，以下の医療の質指標（Quality Indicator：QI）を設定し，評価に用いる。

①初診から鼓膜換気チューブ留置までの期間
②聴力評価，ティンパノグラムの施行の有無および方法
③鼻副鼻腔炎やアレルギー性鼻炎などの周辺器官の病変の有無
④薬物治療に用いる薬剤の種類および用法・用量
⑤寛解率，再燃率，癒着性中耳炎に進展する割合

これらの基準は今後の研究・検討によって改善・修正される可能性がある。これらのデータを多施設共同コホート研究，大規模医療データベース解析結果などから収集し，診療内容の質の変化を評価する。

14. 推奨および理由説明

本ガイドラインの利用対象者は，耳鼻咽喉科医や小児科医など，小児滲出性中耳炎の診療に関わるすべての医師であるが，小児滲出性中耳炎の診断・治療をめぐる臨床判断を行うあらゆる局面で，医師以外の医療従事者（看護師，臨床検査技師，言語聴覚士など）や患者・保護者が参照して知識を深めることを想定して策定された。推奨と，その根拠となる文献の具体的な関係は，ガイドラインの各項目で記述した。本ガイドラインの示す推奨度は，経験のある医療者の判断に変わるものではなく，あくまでも医療者と患者・保護者で共有すべき意思決定プロセスを支援するものであることを重ねて強調する。

15. 患者の希望

本ガイドラインの作成にあたり，「推奨度決定のために重視するアウトカム」について検

討を行い，患者の希望を重視するとともに，益と害のバランスに配慮した。しかし，個々の患者や臨床状況に対応する際に，本ガイドラインの推奨を一律に適用することは，「臨床現場の意思決定の支援」というガイドラインの趣旨に照らして本末転倒と言わざるを得ない。臨床現場での意思決定は，個々の患者の状態に応じて異なるものであり，常に，本ガイドラインをはじめとするエビデンスや推奨，医療者の経験・専門性，そして患者・保護者の希望，価値観を勘案して，意思決定プロセスを患者・保護者と共有する必要があることを重ねて強調するものである。本ガイドラインの将来的な改訂では患者・保護者の希望をより反映する取り組みについても検討する予定である。

16. 診療アルゴリズム

　難治化のリスクを伴わない場合において，一般的に推奨される小児滲出性中耳炎の診療アルゴリズムを「第3章」(p.38)および巻頭の「小児滲出性中耳炎の診療アルゴリズム」(p.xii)に提示した。

17. 実施における検討事項

　本ガイドラインでは，原則として薬物や器具を商品名ではなく一般名で記述している。その理由は，一部の商品をガイドライン中で言及することは公平性を欠き，またエキスパートオピニオンの影響が強くなる懸念があること，さらにジェネリック医薬品を完全にカバーし，その情報を更新していくことは本委員会の作業負担が過重になること，などである。そのため，本ガイドラインの推奨が円滑に現場に受け入れられるためには，採用薬品の状況など各施設の特性を考慮したクリニカルパスやマニュアルなどの作成が望まれる。

18. 小児滲出性中耳炎の定義

　本診療ガイドラインでは，滲出性中耳炎を“鼓膜に穿孔がなく，中耳腔に貯留液をもたらし難聴の原因となるが，急性炎症症状すなわち耳痛や発熱のない中耳炎”と定義した。

　米国の小児滲出性中耳炎臨床ガイドライン(Rosenfeld et al. 2004[1])では「小児滲出性中耳炎は中耳の急性炎症症状がなく，また症状のない中耳に貯留液が存在するもの」と定義している。小児滲出性中耳炎の病期は，1)急性期：発症後3週以内，2)亜急性期：4週〜3カ月，3)慢性期：発症から3カ月以降，と分類される(Senturia et al. 1980[2])。

　急性中耳炎との鑑別診断が重要である。本邦の『小児急性中耳炎診療ガイドライン2018年版』では，急性中耳炎を「急性に発症した中耳の感染症で，耳痛，発熱，耳漏を伴うことがある」と定義している(日本耳科学会他 2018[3])。特に乳幼児では鼓膜所見での急性中耳炎との鑑別が困難な場合があり，発熱，夜泣き，むずかるなど急性炎症を示唆する症状があったか否かがポイントとなる。

　急性中耳炎において急性炎症が消退した後もしばしば中耳貯留液が遷延する。未治療の急性中耳炎の自然治癒に関する7編のメタアナリシスの結果では発症後4週で41％，12週で26％の小児に遷延した中耳貯留液がみられる(Rosenfeld 2003a[4])。また抗菌薬による治療を行った場合でも4〜6週で45％，3カ月で21％の小児に中耳貯留液がみられる(Rosenfeld et

表1-9　用語解説

滲出性中耳炎	急性炎症を伴わず中耳に貯留液を認める状態であり，"鼓膜に穿孔がなく，中耳腔に貯留液をもたらし難聴の原因となるが，急性炎症症状すなわち耳痛や発熱のない中耳炎"(p.2：第1章-4，p.18：第1章-19参照)。英語ではotitis media with effusion(OME)の他に，serous/secretory otitis mediaとも訳される。
急性中耳炎	急性に発症する中耳の感染症で，耳痛，発熱，耳漏を伴うことがある状態(p.2：第1章-4参照)。
中耳貯留液	炎症など何らかの理由により鼓膜の奥の中耳にたまる液体。急性中耳炎でもみられることがあり，症状が改善しても数週間〜数カ月持続することもある(p.18：第1章-19参照)。
鼓膜の病的変化	鼓膜緊張部もしくは鼓膜弛緩部の高度の内陥，耳小骨の破壊，鼓膜が薄くなる(菲薄化)，鼓膜硬化，強く凹み鼓室の壁に接着し離れなくなるなどの病的な鼓膜の状態(p.20：第1章-20，癒着性中耳炎のp.69：第3章-追補CQ参照)。
鼓膜アテレクタシス	鼓膜の病的変化のなかで，特に菲薄化して鼓室壁に接着した状態を鼓膜アテレクタシス(atelectatic eardrum)という(p.20：第1章-20，p.69：第3章-追補CQ参照)。
癒着性中耳炎	鼓膜が器質的に岬角や耳小骨に癒着して不動となった状態であり，長期にわたる中耳炎の存在と耳管の機能的または器質的障害が関与していることが多い(p.20：第1章-20，p.69：第3章-追補CQ参照)。
伝音難聴	音が伝わる過程が障害されるために生じる難聴で，耳垢や滲出性中耳炎など外耳や中耳の障害によるものが多い。
感音難聴	音を感じ取る過程が障害されるために生じる難聴で，加齢性難聴などの内耳の障害によるものが多い。
アデノイド	咽頭扁桃とも呼ばれ，口蓋扁桃と同じ扁桃組織の一つ。上咽頭の耳管開口部の近く(鼻腔の後方)にある。アデノイドが細菌感染巣となり，滲出性中耳炎発症に関与しているとされる(p.32：第2章-7，p.62：第3章-CQ9参照)。
鼻副鼻腔	鼻腔と副鼻腔(上顎洞，篩骨洞，蝶形骨洞，前頭洞がある)を併せた総称(p.31：第2章-7，p.41〜：第3章-CQ2〜4参照)。
気密耳鏡	ティンパノメトリーと同様に，外耳道の圧を変えながら鼓膜の動きを観察するための耳鏡。ニューマチック・オトスコープとも呼ばれる(p.27：第2章-3参照)。
ティンパノメトリー	密閉した外耳道を加圧・減圧し，鼓膜の動きやすさや中耳の状態を調べる装置。得られた結果はティンパノグラムと呼ばれる(p.iii：巻頭資料I・図5，p.29：第2章-5参照)。

al. 2003b[5])。よって急性中耳炎発症後の遷延性中耳貯留液が存在した状態も小児滲出性中耳炎の範疇に入ると考えられる。

　本ガイドラインに関係する用語をまとめ，**表1-9**に記載する。

参考文献

1) Rosenfeld RM, Culpepper L, Doyle KJ, et al；American Academy of Otitis Media with Effusion；American Academy of Family Physicians；American Acadey of Otolaryngology-Head and Neck Surgery. Clinical practice guideline：Otitis media with effusion. Otolaryngol Head Neck Surg. 2004；130(5 Suppl)：S95-118.

2) Senturia BH, Paparella MM, Lowery HW, et al. Panel I-A Definition and Classification. Ann Otol Rhinol Laryngol. 1980；89(Suppl 68)：4-8.

3) 日本耳科学会，日本小児耳鼻咽喉科学会，日本耳鼻咽喉科感染症・エアロゾル学会編. 小児急性中耳炎診療ガイドライン 2018年版. 金原出版，2018，p8.

4) Rosenfeld RM. Clnical efficacy of medical therapy. In：Evidence-based Otitis Media(Rosenfeld RM, Bluestone CD. eds.), 2nd ed, BC Decker Inc, Hamilton, London, 2003, pp199-226.(2003a)

5) Rosenfeld RM, Kay D. Natural history of otitis media. Laryngoscope. 2003；113：1645-57.(2003b)

6) Castagno LA, Lavinsky L. Otitis media in children：seasonal changes and socioeconomic level. Int J

Pediatr Otorhinolaryngol. 2002；62（2）：129-34.

7）Gordon MA, Grunstein E, Burton WB. The effect of the season on otitis media with effusion resolution rates in the New York Metropolitan area. Int J Pediatr Otorhinolaryngol. 2004；68（2）：191-5.

8）Knopke S, Böttcher A, Chadha P, et al. Seasonal differences of tympanogram and middle ear findings in children. HNO. 2017；65（Suppl 1）：68-72.

19. 小児滲出性中耳炎の病因・病態

　小児滲出性中耳炎の主病態は，かつて耳管機能障害による中耳の陰圧化とそれによる粘膜からの滲出液の漏出と考えられてきたが（補腔水腫説），その一次的病因は急性中耳炎と同様に感染であることがわかってきた。中耳貯留液からは，免疫複合体や菌体内毒素（飯野ら1989[1]，本庄 1999[2]），ライノウイルスやRS（respiratory syncytial）ウイルスなどのウイルス（Pitkäranta et al. 1998[3]），肺炎球菌，インフルエンザ菌，モラクセラ・カタラーリスなど急性中耳炎と同様の細菌（Ford-Jones et al. 2002[4]）が検出される。小児滲出性中耳炎は，先行する急性中耳炎がないときにも発症するが，乳児の滲出性中耳炎の約50％は急性中耳炎発症後に継続して生じる（Rosenfeld et al. 2003[5]）。

　耳管機能障害があると中耳が陰圧化し，中耳貯留液と中耳陰圧が共存した形で膠着状態に陥る。その結果，中耳貯留液は排出されにくくなり，耳管機能障害は滲出性中耳炎の遷延化の病態に深く関わっていると考えられる（Takahashi et al. 1990[6]）。一方で，滲出性中耳炎とは無縁にみえる「耳管が緩い状態（耳管閉鎖障害）」を呈する例が少なからず存在し，特に難治例での関与が示唆されている（広野ら1987[7]，Magnuson et al. 1988[8]，Yaginuma et al. 1996[9]，小林 2005[10]，Ikeda et al. 2011[11]）。これらの症例では，自ら耳管を閉鎖する「鼻すすり癖」により耳の不快な症状（自声強聴や耳閉感など）を軽減させているが，中耳陰圧が常に起こりやすい環境，あるいは経耳管感染を誘発し滲出性中耳炎の発症に関与すると考えられる（Falk 1982[12]，広野ら1987[7]，Magnuson et al. 1988[8]，八木沼ら 1993[13]）。

　小児滲出性中耳炎の危険因子は多彩であり，口蓋裂，頭蓋顔面異常，ダウン症などの先天性疾患，アデノイド増殖症，上気道炎や鼻副鼻腔炎罹患時にしばしば合併する。アデノイド増殖症では，物理的な耳管狭窄より細菌感染巣としてのバイオフィルム形成が，滲出性中耳炎との関連性において重要視されている（Saafan et al. 2013[14]）。アレルギー性鼻炎では，機械的な粘膜の腫脹ではなくアレルギーによる炎症が滲出性中耳炎の発症に関与するため（Kreiner-Møller et al. 2012[15]），小児滲出性中耳炎罹患児のアレルギー性鼻炎の合併は非罹患児の約5倍にのぼる。胃食道逆流症（GERD）に関する検討は，メタアナリシスの段階には至らないが，小児滲出性中耳炎のGERD合併率は通常の小児より高値とされる（Miura et al. 2012[16]）。これらの他にも，乳幼児期には免疫不全，おしゃぶり（Ralli et al. 2011[17]）や人工乳の使用（Duffy et al. 1997[18]），社会経済的地位の低さ，他児と接する機会の多さ（Paradise et al. 1997[19]），受動喫煙などの外的要因が難治化の因子とされる。

　低年齢児（3歳未満）の小児滲出性中耳炎では，反復する急性中耳炎の関与が大きいことを考慮し，付記として外科的治療の適応決定に際しての注意点を述べる。重要視すべき治療アウトカムとして，学童期（3〜9歳）では主に中耳貯留液による難聴が挙げられ，聴力改善を目的とした治療が勧められるのに対して，10歳以降は鼓膜の病的変化とそれに続く後遺症

としての滲出性中耳炎の難治化の予防（癒着性中耳炎を含む。p.69：**第3章-追補CQ参照**）が主眼となる。

付記　低年齢児（3歳未満）の小児滲出性中耳炎に対する対応

　定義の項（p.16：**第1章-18参照**）でも述べられているが，小児滲出性中耳炎の診断にあたっては，急性中耳炎との鑑別が重要である。特に低年齢児では，鼓膜所見での急性中耳炎との鑑別，急性炎症消退後に遷延する中耳貯留液との鑑別，正確な聴力の評価が困難な場合もある。さらに，低年齢児は反復性中耳炎の危険因子であり，中耳貯留液を認めても単に小児滲出性中耳炎としての対応でなく，急性中耳炎としての治療が求められる場合が多い。

　以上のことから，3歳未満の小児滲出性中耳炎の外科的手術の適応（p.48～：**第3章-CQ 5～10**）は慎重に検討すべきであり，単に中耳貯留液を認めるだけではなく，明らかな聴力障害を伴う症例や鼓膜の病的変化の強い症例を鑑別することが勧められる。

　さらに，中等度以上の聴力障害を有する場合には，難聴の原因が単に小児滲出性中耳炎だけではない可能性を含めて鑑別診断を進める。特に，先天性真珠腫や感音難聴など他の原因疾患の合併が疑われる場合には，小児滲出性中耳炎の積極的な外科的治療によって中耳貯留液を排除し，積極的に鑑別を進めることも考慮すべきである。

参考文献

1) 飯野ゆき子，石戸谷淳一，池田美智子，他．滲出性中耳炎の遅延化に影響を与える因子．日耳鼻．1989；92(8)：1183-91.

2) 本庄巌．滲出性中耳炎の正しい取り扱い第2版．金原出版，1999.

3) Pitkäranta A, Virolainen A, Jero J, et al. Detection of rhinovirus, respiratory syncytial virus, and coronavirus infections in acute otitis media by reverse transcriptase polymerase chain reaction. Pediatrics. 1998；102(2 Pt 1)：291-5.

4) Ford-Jones EL, Friedberg J, McGeer A, et al；Members of the Toronto Antibiotic Resistance at Myringotomy Study Group. Microbiologic findings and risk factors for antimicrobial resistance at myringotomy for tympanostomy tube placement－a prospective study of 601 children in Toronto. Int J Pediatr Otorhinolaryngol. 2002；66(3)：227-42.

5) Rosenfeld RM, Kay D. Natural history of untreated otitis media. Laryngoscope. 2003；113(10)：1645-57.

6) Takahashi H, Fujita A, Lee SH, et al. Experimental conditions for the development of persistent otitis media with effusion. Eur Arch Otorhinolaryngol. 1990；247(2)：89-92.

7) 広野喜信，八木伸也，本庄巌．耳管の閉鎖障害と中耳疾患．耳鼻臨床．1987；80(3)：371-8.

8) Magnuson B, Falk B. Eustachian tube malfunction in middle ear disease. In：Otologic Medicine and Surgery；vol 2 (Alberti PW, Ruben RJ eds.), New York, Churchill Livingstone, 1988, pp1153-71.

9) Yaginuma Y, Kobayashi T, Takasaka T. The habit of sniffing in nasal diseases as a cause of secretory otits media. Am J Otol. 1996；17(1)：108-10.

10) 小林俊光．耳管閉鎖障害の臨床．第106回日本耳鼻咽喉科学会総会 宿題報告，仙台，笹氣出版，2005, pp115-32.

11) Ikeda R, Oshima T, Oshima H, et al. Management of patulous eustachain tube with habitual sniffing. Otol Neurotol. 2011；32(5)：790-3.

12) Falk B. Sniff-induced negative middle ear pressure；study of a consecutive series of children with otitis media with effusion. Am J Otolaryngol. 1982；3(1)：155-62.

13) 八木沼裕司，小林俊光，高坂知節．鼻すすりと滲出性中耳炎-鼻疾患との関連について-．耳鼻臨床．1993；86(5)：669-74.

14) Saafan ME, Ibrahim WS, Tomoum MO. Role of adenoid biofilm in chronic otitis media with effusion in

children. Eur Arch Otorhinolaryngol. 2013；270（9）：2417-25.

15）Kreiner-Møller E, Chawes BL, Caye-Thomasen P, et al. Allergic rhinitis is associated with otitis media with effusion：a birth cohort study. Clin Exp Allergy. 2012；42（11）：1615-20.

16）Miura MS, Mascaro M, Rosenfeld RM. Association between otitis media and gastroesophageal reflux：a systematic review. Otolaryngol Head Neck Surg. 2012；146（3）：345-52.

17）Ralli G, Ruoppolo G, Mora R, et al. Deleterious sucking habits and atypical swallowing in children with otitis media with effusion. Int J Pediatr Otorhinolaryngol. 2011；75（10）：1260-4.

18）Duffy LC, Faden H, Wasielewski R, et al. Exclusive breastfeeding protects against bacterial colonization and day care exposure to otitis media. Pediatrics. 1997；100（4）：E7.

19）Paradise JL, Rockette HE, Colborn DK, et al. Otitis media in 2253 Pittsburgh-area infants：prevalence and risk factors during the first two years of life. Pediatrics. 1997；99（3）：318-33.

20. 小児滲出性中耳炎の合併症と後遺症

　小児滲出性中耳炎は中耳貯留液による難聴を可及的早期に改善することと，鼓膜の病的変化とその後遺症を予防することを目的として治療される。小児滲出性中耳炎の95％は自然治癒するとされているが（Vlastarakos et al. 2007[1]），癒着性中耳炎や鼓膜の接着（アテレクタシス），鼓膜石灰化や鼓膜硬化，ならびにそれらに伴う難聴，稀に真珠腫性中耳炎への移行など，貯留液消退後も長期にわたり問題となる後遺症がある（Vlastarakos et al. 2007[1]，Hellström et al. 2011[2]）。

　一方，小児滲出性中耳炎の代表的な治療である鼓膜換気チューブ留置術（チューブ留置）の後にも後遺症・合併症へと進展する症例がある。鼓膜石灰化や鼓膜硬化が高頻度にみられ，その他鼓膜穿孔の残存や，稀には真珠腫性中耳炎などが，チューブ留置の合併症・後遺症として生じる可能性が報告されている（Vlastarakos et al. 2007[1]，Hellström et al. 2011[2]）。小児滲出性中耳炎の多くが自然治癒することから，医療行為がもたらす害（Harm）も考慮して治療計画を立てなければならない。

1）鼓膜の菲薄化，接着（アテレクタシス）と癒着性中耳炎

（p.iii：巻頭資料Ⅰ・図4，p.69：第3章-追補CQ参照）

　小児滲出性中耳炎では，炎症が遷延化することで鼓膜の線維層が失われて菲薄化し，鼓膜の弾性と剛性が失われることが知られている（Sadé 1993[3]，Sano et al. 1994[4]）。これには貯留液中の種々のケミカルメディエーターが関与すると考えられている（Yellon et al. 1995[5]，Merchant 2010[6]）。また一部の例では生来の素因としての鼓膜の脆弱性も病因として挙げられている（藤田ら 1993[7]）。一方，鼓膜の菲薄化はチューブ留置の合併症としても高率であり，鼓膜換気チューブ留置の既往のない例では3～31％程度の発生率であるのに対し，既往を有する例では16～75％と報告されている（Vlastarakos et al. 2007[1]）。また，Johnstonらは前向きランダム化比較試験において，鼓膜換気チューブ留置により鼓膜の菲薄化が起こるリスクは17.4倍であると述べている（Johnston et al. 2004[8]）。

　菲薄化が生じても中耳換気・調圧機能が正常化していれば問題は起こらないが，換気障害の回復が遅れたり耳管閉鎖不全による鼻すすり癖があると脆弱部から陥凹が進行し，癒着性中耳炎や真珠腫に発展し得る（Vlastarakos et al. 2007[1]）。

　鼓膜が菲薄化し，耳小骨や鼓室内側壁と接した状態は接着（鼓膜アテレクタシス）と呼ば

れる（p.vii：**巻頭資料Ⅱ・カラー付図13～16**，p.69：**第3章-追補CQ参照**）。鼓膜アテレクタシスでも軽度の病変であれば，①真珠腫に移行するリスクは2％未満と低い，②聴力に与える影響は比較的少ない，③自然治癒あるいは病状が進行しない可能性もある，といった観点から，必ずしも手術的加療の適応にはならないとされている（Saunders 2008[9]）。一方で，炎症の遷延や急性炎症によって鼓膜内面と鼓室内側壁を覆う中耳粘膜が失われ，両者が癒着した状態が癒着性中耳炎である（p.ix：**巻頭資料Ⅱ・カラー付図22，23参照**）（Sano et al. 1994[4]，本庄 1993[10]，小島 2011[11]）。癒着性中耳炎になると真珠腫に移行するリスクや耳小骨連鎖に影響を与える可能性が高くなることから，手術的介入を勧める報告も多い（Luxford et al. 1984[12]，Buckingham 1992[13]，Sadé 1993[14]，Dornhoffer 2003[15]，Saunders 2008[9]）。特に小児の癒着性中耳炎では，成人と比較して病変が軽い傾向にあり，癒着範囲は部分癒着に留まることが大半であることから，早期に手術を行うことで高度癒着病変への進行を防止できるとの報告もある（Nielsen et al. 1984[16]，小林ら 2009[17]）。

2) 鼓膜硬化

　鼓膜の石灰化病変に代表される鼓膜硬化は，従来は炎症に伴う粘膜上皮下層の硝子変性に起因すると考えられていたが，最近はチューブ留置に伴う鼓膜の組織障害がより影響していると考えられている（Vlastarakos et al. 2007[1]）。鼓膜硬化の発生頻度はチューブ非留置例で0～10％前後であるのに対し，留置例では39～65％と極めて高率であり，また複数回のチューブ留置例でより顕著である（Vlastarakos et al. 2007[1]）。

　しかし鼓膜硬化は，通常耳小骨に硬化が及ぶことはないため，0.5dBを超える聴力損失はないとされている（Vlastarakos et al. 2007[1]）。したがって，聴力検査で気導骨導差が軽微であれば経過観察が勧められる。

3) 真珠腫性中耳炎（中耳真珠腫）

　小児滲出性中耳炎の後遺症としての真珠腫は，臨床上最も重要な疾患の一つである。しかし，その発生頻度は決して高いものではなく，一般に1％以下とされている（Tos et al. 1987[18]）。前述の鼓膜の菲薄化や陥凹が真珠腫発生の下地となると考えられ，小児滲出性中耳炎を積極的に治療する根拠の一つとなってきた。しかし，チューブ留置が真珠腫を減少させるか否かについては，いまだ結論が出ていない。各地域において，チューブ留置が施行されるようになった時期の前後で，数十年単位の真珠腫発生頻度を比較し，チューブ留置施行後に真珠腫の発生頻度が減少したとする報告（Roland et al. 1992[19]，Rakover et al. 2000[20]）が散見されるのみであり，その他の因子が関与している可能性は否定できない。

　しかし，滲出性中耳炎から真珠腫への進展について検討した大規模なコホート研究では，初回のチューブ留置の年齢が高いことは真珠腫発生率の上昇に関与しており，1歳遅れるごとに10％リスクが上昇する（Spilsbury et al. 2010[21]）。このことは，耳管機能の発達が見込み難い例に対しては，チューブ留置をむやみに先延ばしすることなく行うことが真珠腫への進展予防につながることを示している。

　一方，チューブ留置の合併症としての真珠腫形成があるが，これに関しては，「**第3章-CQ7**」

（p.59：**付記2参照**）で述べる。

参考文献

1) Vlastarakos PV, Nikolopoulos TP, Korres S, et al. Grommets in otitis media with effusion：the most frequent operation in children. But is it associated with significant complications? Eur J Pediatr. 2007；166(5)：385-91.

2) Hellström S, Groth A, Jörgensen F, et al. Ventilation tube treatment：a systematic review of the literature. Otolaryngol Head Neck Surg. 2011；145(3)：383-95.

3) Sadé J. Atelectatic tympanic membrane：histological study. Ann Oto Rhino Laryngol. 1993；102(9)：712-6.(1993a)

4) Sano S, Kamide Y, Schachem PA, et al. Micropathologic changes of pars tensa in children with otitis media with effusion. Arch Otolaryngol Head Neck Surg. 1994；120(8)：815-9.

5) Yellon RF, Doyle WJ, Whiteside TL, et al. Cytokines, immunoglobulins, and bacterial pathogens in middle ear effusions. Arch Otolaryngol Head Neck Surg. 1995；121(8)：865-9.

6) Merchant SN. Cholesterol granuloma. In：Schuknecht's pathology of the ear (Merchant SN, Nadol JB Jr. eds), 3rd ed, Shelton, PMPH-USA, 2010, pp304-8.

7) 藤田明彦, 倉田響介, 風間宣彦, 他. Atelectatic ear と鼓膜脆弱性. 耳鼻臨床. 1993；86(10)：1409-12.

8) Johnston LC, Feldman HM, Paradise JL, et al. Tympanic membrane abnormalities and hearing levels at the ages of 5 and 6 years in relation to persistent otitis media and tympanostomy tube insertion in the first 3 years of life：a prospective study incorporating a randomized clinical trial. Pediatrics. 2004；114(1)：e58-67.

9) Saunders JE. Does early surgical intervention of middle ear atelectasis improve long-term results and prevent cholesteatoma? Arch Otolaryngol Head Neck Surg. 2008；134(10)：1040-4.

10) 本庄巌. 滲出性中耳炎の正しい取扱い, 金原出版, 1993, pp125-30.

11) 小島博己. 癒着性中耳炎の診断と治療. 日耳鼻. 2011；114(7)：632-5.

12) Luxford WN, Sheely J. Ventilation tubes：indications and complications. Am J Otol. 1984；5(6)：468-71.

13) Buckingham RA. Facial and perichondrium atrophy in tympanoplasty and recurrent middle ear atelectasis. Ann Otol Rhinol Laryngol. 1992；101(9)：755-8.

14) Sadé J. Treatment of cholesteatoma and retraction pocket. Eur Arch Otorhinolaryngol. 1993；250(4)：193-9.(1993b)

15) Dornhoffer J. Cartilage tympanoplasty：indications, techniques, and outcomes in a 1,000-patient series. Laryngoscope. 2003；113(11)：1844-56.

16) Nielsen KO, Bak-Pedersen K. Otosurgery of incipient adhesive otitis media in children. J Laryngol Otol. 1984；98(4)：341-5.

17) 小林俊光, 池田怜吉. 癒着性中耳炎. 小児耳鼻咽喉科頭頸部外科治療指針(日本小児耳鼻咽喉科学会編). 金原出版, 2009, pp142-5.

18) Tos M, Stangerup SE, Larsen P. Dynamics of eardrum changes following secretory otitis. A prospective study. Arch Otolaryngol Head Neck Surg. 1987；113(4)：380-5.

19) Roland NJ, Phillips DE, Rogers JH, et al. The use of ventilation tubes and the incidence of cholesteatoma surgery in the paediatric population of Liverpool. Clin Otolaryngol Allied Sci. 1992；17(5)：437-9.

20) Rakover Y, Keywan K, Rosen G. Comparison of the incidence of cholesteatoma surgery before and after using ventilation tubes for secretory otitis media. Int J Pediatr Otolaryngol. 2000；56(1)：41-4.

21) Spilsbury K, Miller I, Semmens JB, et al. Factors associated with developing cholesteatoma：a study of 45,980 children with middle ear disease. Laryngoscope. 2010；120(3)：625-30.

第2章

診断・検査法

1. 滲出性中耳炎の病態把握に，問診は有用か

　　小児滲出性中耳炎に罹患した症例の既往・生活背景を確認することは，遷延化の危険因子を把握し，小児滲出性中耳炎の程度や，難治性か否かを予測するうえで有用であり，十分な問診を行うことが望ましい。

【背景】

　　小児滲出性中耳炎の多くは乳幼児期に発症する。病期や病態に変化の多い疾患であり，中耳や耳管およびその周辺器官の疾患や機能に影響を受ける。周辺器官を含め疾患の既往の有無や機能について問診することは，病因の推測につながり，以降の治療に有益なデータとなり得る。また，さまざまな遷延化危険因子が考えられ，それらを把握することも有益なデータとなり得る。

【解説】

　　耳管機能障害は小児滲出性中耳炎の発症要因の一つとなる。鼻副鼻腔炎やアデノイド増殖症なども耳管機能に影響を及ぼす疾患である。したがって，鼻副鼻腔炎やアデノイド増殖症の有無を問診する。問診の目的は以下の3点である。

　　　①滲出性中耳炎の発症時期を推測するため
　　　②滲出性中耳炎の発症リスクを推測するため
　　　③滲出性中耳炎の難治化リスクを推測するため

　　初回急性中耳炎の罹患年齢と滲出性中耳炎の関係や，急性中耳炎の既往との関係も指摘されているため，急性中耳炎についての問診も重要である。具体的な問診項目を**表2-1**に示した。ただし，小児滲出性中耳炎の診断を問診のみから行うことはできない。

参考文献
1) 浅井聖子，高橋姿，佐藤弥生，他．急性中耳炎の既往と滲出性中耳炎 園児健診問診表からの検討．臨床耳科．1989；16(3)：33-6.
2) 金子豊，沖津卓二，高坂知節，他．急性中耳炎の既往と滲出性中耳炎．耳鼻咽喉科．1985；57(11)：901-5.
3) 日本耳科学会，日本小児耳鼻咽喉科学会編．小児滲出性中耳炎診療ガイドライン 2015年版．金原出版，2015：p20-1.

表2-1　小児滲出性中耳炎診療時における問診の目的，ならびに問診項目

<問診の目的>
  1. 発症時期を推測する
  2. 発症リスクを推測する
  3. 難治化リスクを推測する
<問診項目>
  Ⅰ. 家族歴（家族，および同胞で次の疾患の有無）
  ・耳疾患の有無 [滲出性中耳炎の長期罹患・慢性中耳炎（中耳真珠腫を含む）の罹患および手術]
  ・アレルギー疾患 [アレルギー性鼻炎（花粉症を含む）・気管支ぜんそく・アトピー性皮膚炎・食物アレルギー
    など]
  ・慢性鼻副鼻腔炎（手術歴を含めて）
  ・口蓋裂（軟口蓋裂も含めて）
  ・アデノイドあるいは口蓋扁桃手術歴
  Ⅱ. 既往歴および罹患・治療中の疾患について
  ・アレルギー疾患 [気管支ぜんそく・アレルギー性鼻炎（花粉症を含む）・アトピー性皮膚炎・食物アレルギー
    など]
  ・急性中耳炎（反復かどうか，初回発症時期，治癒状況）
  ・過去の滲出性中耳炎の治療歴
  ・胃食道逆流症（GERD）
  ・口蓋裂・軟口蓋裂
  ・他臓器や全身に関わる疾患（染色体異常症・頭蓋顔面発達異常・代謝異常など）
  Ⅲ. 生活環境について
  ・集団保育（通所開始年齢含む）
  ・家庭内喫煙者の有無
  Ⅳ. 発症時期の推測に必要な問診
  ・発症時期の前後に関連した疾患（鼻副鼻腔炎，急性中耳炎，上気道炎，アレルギー性鼻炎，他）
  ・滲出性中耳炎を疑う症状（難聴，聞き返し，耳をよくさわる，頭を振る・かしげる，言葉が遅い，発音が悪
    い）

2. 滲出性中耳炎は，どのような鼓膜所見のときに診断されるか

　　急性中耳炎との違いは鼓膜所見のみでは困難なこともあるが，中耳の急性炎症の徴候また
は症状（例：耳痛，発熱）のない中耳貯留液を認めることである。

【背景】

　　滲出性中耳炎と急性中耳炎との違いは鼓膜所見のみでは鑑別困難なこともあるが，滲出性
中耳炎では急性炎症症状（例：耳痛，発熱）のない中耳貯留液を認める。滲出性中耳炎を確
定診断するためには，鼓膜の詳細な観察が重要である（Rosenfeld et al. 2004[1]，Lieberthal
et al. 2013[2]，Berkman et al. 2013[3]，日本耳科学会他 2018[4]）。

【解説】

　　急性炎症の所見を認めない滲出性中耳炎の診断にあたって下記のような鼓膜所見は適切な
診断の基本となる。

　　本疾患における貯留液の性状はさまざまであり，大きく漿液性，粘性，粘膿性の3種類に
分類される。滲出性中耳炎の鼓膜においては，鼓膜の陥凹あるいは膨隆，混濁，光錐の減弱
や消失，中耳貯留液の存在（例：気泡や気相・液相），種々の色調の中耳貯留液などを認め

従来型の気密耳鏡　　　　　　　　　　　　気密式拡大耳鏡

気密式内視鏡

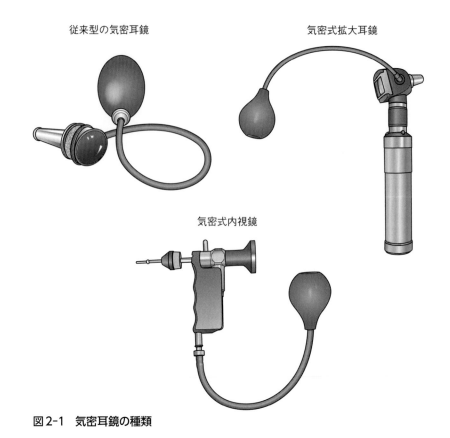

図2-1　気密耳鏡の種類

る。さらに気密耳鏡を用いれば，鼓膜の可動性の減弱，低下を確認できる。

　代表的な小児滲出性中耳炎の鼓膜所見を**「巻頭資料Ⅱ・カラー付図」**(p.iv) に示す。

1.　中耳貯留液の存在：中耳腔全体を満たしていることもあるが気泡や気相・液相をみることもある。
2.　中耳貯留液の色調：黄色あるいは茶褐色が最も高頻度に観察される。頻度は低いが黒褐色貯留液が見られることもある。
3.　鼓膜の厚さ，内陥：薄く菲薄化したもの，あるいは肥厚，石灰化したもの，一部癒着したものなど多様な所見を認める。

　滲出性中耳炎の診察にあたっては処置用顕微鏡，耳内視鏡または気密耳鏡[註]による鼓膜観察が望ましい。鼓膜の詳細な観察とは鼓膜緊張部・弛緩部の位置，鼓膜の色調，透過性，可動性，菲薄/肥厚をみることである。さらに鼓膜を透見して，鼓室にある中耳貯留液を確認するとともに，その性状と量を推測することもできる。

　註) 本文中の「気密耳鏡」は処置用顕微鏡の際に用いる従来型の気密耳鏡，拡大耳鏡に装着して用いる気密式拡大耳鏡，耳内視鏡に装着して用いる気密式内視鏡を総称する (**図2-1**)。

参考文献

1) Rosenfeld RM, Culpepper L, Doyle KJ, et al；American Academy of Otitis Media with Effusion；American Academy of Family Physicians；American Acadey of Otolaryngology-Head and Neck Surgery. Clinical practice guideline：Otitis media with effusion. Otolaryngol Head Neck Surg. 2004；130(5 Suppl)：S95-118.

2) Lieberthal AS, Carroll AE, Chonmaitree T, et al. The Diagnosis and Management of Acute Otitis Media. Pediatrics 2013；131(3)：e964-99.

3) Berkman ND, Wallace IF, Steiner MJ, et al. Otitis Media With Effusion：Comparative Effectiveness of Treatments [Internet]. Rockville (MD)：Agency for Healthcare Research and Quality (US)；2013 May. Report No.：13-EHC091-EF.

4) 日本耳科学会，日本小児耳鼻咽喉科学会，日本耳鼻咽喉科感染症アレルギー学会編．小児急性中耳炎診療ガイドライン 2018年版．金原出版，2018.

3. 滲出性中耳炎の病態観察に，気密耳鏡（ニューマチック・オトスコープ）は有用か

　小児滲出性中耳炎は中耳内に貯留液が認められ，急性炎症所見を欠くときに診断される。気密耳鏡による鼓膜の視診は小児滲出性中耳炎の診断（貯留液の確認）のために最初に行う検査である。

【背景】

　気密耳鏡（ニューマチック・オトスコープ）は，外耳道を加圧，減圧し，鼓膜の可動性を観察する耳鏡である。通常拡大耳鏡と兼ねている。処置用顕微鏡下で用いる場合，拡大レンズのない耳鏡を使用する。

【解説】

　気密耳鏡による視診は，小児滲出性中耳炎診断のために最初に行われる検査であり，ティンパノメトリーの前に行われる。両方の検査を行うことで診断の正確さが向上する。気密耳鏡を使用することで鼓膜の異常所見も確認でき，急性中耳炎との鑑別ができる（Onusko 2004[1]，American Academy of Family Physicians et al. 2004[2]）。

　鼓膜切開（p.48：**第3章-CQ5参照**）と気密耳鏡，ティンパノメトリーなどを用いた滲出性中耳炎の診断法について52編を検討したシステマティックレビューでは気密耳鏡は感度93.8%，特異度80.5%と最も良好であった（Takata et al. 2003[3]）。診断には検査者の経験が影響するが，気密耳鏡検査が熟練した検査者により行われた場合，1～3歳の小児滲出性中耳炎の診断率は70～79%と報告されている（American Academy of Pediatrics 1994[4]）。Al-Khatib らは小児科レジデント29名が気密耳鏡のビデオと耳内視鏡のビデオを見て滲出性中耳炎を診断するランダム化比較試験を行い，滲出性中耳炎の診断率は気密耳鏡群91%，耳内視鏡群78%で，気密耳鏡群が有意に高かった（$P=0.0003$）。鼓膜の可動性を見る気密耳鏡は，滲出性中耳炎の正確な診断に有用な手段である（Al-Khatib et al. 2010[5]）。また鼓膜可動性の消失は滲出性中耳炎での全中耳腔の滲出液の充満と高い相関を示すことから，気密耳鏡検査は滲出性中耳炎のなかでも特に難治・遷延例の診断に有用であり，さらには外科的治療の一つの指針になり得るとの報告もある（Takahashi et al. 1999[6]）。

参考文献

1) Onusko E. Tympanometry. Am Fam Phisician. 2004；70（9）：1713-20.
2) American Academy of Family Physicians, American Academy of Otolaryngology-Head and Neck Surgery, and American Academy of Pediatrics Subcommittee on Otitis Media with Effusion. Otitis media with effusion. Pediatrics. 2004；113（5）：1412-29.
3) Takata GS, Chan LS, Morphew T, et al. Evidence assessment of the accuracy of methods of diagnosing middle ear effusion in children with otitis media with effusion. Pediatrics. 2003；112（6 Pt 1）：1379-87.
4) American Academy of Pediatrics. The Otitis Media Guideline Panel. Managing Otitis media with effusion in young children. Pediatrics. 1994；94（5）：766-73.
5) Al-Khatib T, Fanous A, Al-Saab F, et al. Pneumatic video-otoscopy teaching improves the diagnostic accuracy of otitis media with effusion：results of a randomized controlled trial. J Otolaryngol Head Neck Surg. 2010；39（6）：631-4.
6) Takahashi H, Honjo I, Hasebe S, et al. The diagnostic and prognostic value of eardrum mobility in otitis media with effusion. Eur Arch Otorhinolaryngol. 1999；256（4）：189-91.

4. 滲出性中耳炎の診断に，聴力検査は有用か

　難聴の程度，種類を診断する検査で，鼓膜換気チューブ留置術前の聴力の確認，手術適応の決定，感音難聴の有無を調べる際に行われる。

【背景】

　小児滲出性中耳炎が持続し，鼓膜換気チューブ留置術を行う前，明らかな難聴のある場合，言語発達の遅れのみられた場合に年齢に応じた聴力検査が行われるべきである。

【解説】

　米国耳鼻咽喉科-頭頸部外科学会の鼓膜換気チューブ留置術のガイドラインでは，滲出性中耳炎が3カ月以上持続した場合，鼓膜換気チューブ留置術の前に年齢に応じた聴力検査をすることが推奨されている（Rosenfeld et al. 2013[1]，2016[2]）。さらに小児滲出性中耳炎で言語発達遅滞のみられる場合，学習障害の問題がある，明らかな難聴が疑われる場合には聴力検査が必要である。純音聴力検査で気導値，骨導値を測定する（Berkman et al. 2013[3]）。

　63例の小児滲出性中耳炎に気密耳鏡検査と聴力検査を行ったUngkanontらの報告では92.1％に平均31.7 ± 10.3dBの難聴が認められた。鼓膜が肥厚，混濁している症例は7.2dB，鼓膜が内陥している症例は5.1dB閾値が上昇しており，鼓膜所見が不良の場合は特に聴力検査を行うことが勧められる（Ungkanont et al. 2010[4]）。さらに，純音聴力検査によって治療後の聴力改善の評価を行うべきである。

付記

　4歳以下の小児では純音聴力検査の代わりに必要に応じて条件詮索反応聴力検査（COR），遊戯聴力検査などを行う（American Academy of Family Physicians et al. 2004[5]，American Academy of Pediatrics 1994[6]）。

参考文献

1) Rosenfeld RM, Schwarz SR, Pynnonen MA, et al. Clinical practice guideline：Tympanostomy tubes in children. Otolaryngol Head and Neck Surg. 2013；149（1S）：S1-35.

2) Rosenfeld RM, Shin JJ, Schwartz SR, et al. Clinical Practice Guideline：Otitis Media with Effusion（Update）. Otolaryngol Head Neck Surg. 2016；154（1 Suppl）：S1-41.

3) Berkman ND, Wallace IF, Steiner MJ, et al. Otitis Media with Effusion：Comparative Effectiveness of Treatments［Internet］. Rockville（MD）：Agency for Healthcare Research and Quality（US）；2013 May. Report No.：13-EHC091-EF：1-120.

4) Ungkanont K, Charuluxananan S, Komoltri C. Association of otoscopic findings and hearing level in pediatric patients with otitis media with effusion. Int J Pediatr Otorhinolaryngol. 2010；74（9）：1063-6.

5) American Academy of Family Physicians, American Academy of Otolaryngology- Head and Neck Surgery and American Academy of Pediatrics Subcommittee on otitis media with effusion. Otitis media with effusion. Pediatrics. 2004；113（5）：1412-29.

6) American Academy of Pediatrics. The Otitis Media Guideline Panel：Managing otitis media with effusion in young children. Pediatrics. 1994；94（5）：766-73.

5. 滲出性中耳炎の診断に，ティンパノメトリーは有用か

　小児滲出性中耳炎が処置用顕微鏡，耳内視鏡，気密耳鏡などで診断された後，中耳貯留液を確認するために用いることができる。

【背景】

　ティンパノメトリーは密閉した外耳道内の空気圧を変化させて鼓膜，中耳のコンプライアンスの変化を測定する検査である。鼓室内の貯留液の存在を推測する機器として信頼性が高い（p.iii：**巻頭資料 I・図5参照**）。

【解説】

　ティンパノグラム B 型は鼓膜の可動性が低下した状態で，中耳貯留液の存在を示す。C 型は中耳腔の高度な陰圧と鼓膜の高度陥凹所見と関連がある（Onusko 2004[1]）。滲出性中耳炎の診断法を鼓膜切開と気密耳鏡，ティンパノメトリーなどで比較した52編のシステマティックレビューでは，ティンパノグラムが B 型，C2 型の場合に滲出性中耳炎と診断した際の感度は93.8％，特異度は61.8％であった（Takata et al. 2003[2]）。ティンパノメトリーは気密耳鏡検査と同時に行うことで診断の正確さが向上する。滲出性中耳炎51耳に高分解能 CT とティンパノメトリーを行った報告では B 型の94％に CT で貯留液が認められた。C2 型は貯留液のある群とない群に分かれた。A 型，C1 型には貯留液はなかった（小林ら 1984[3]）。

付記

　乳児は外耳道軟骨がやわらかいため，226 Hz のティンパノメトリーでは正確に中耳貯留液を診断できないことが指摘されている（Alaerts et al. 2007[4]）。乳幼児に処置用顕微鏡下の視診と226 Hz，1000 Hz のティンパノメトリーを行った報告では，特に9カ月以下の乳幼児では1000 Hz ティンパノメトリーの信頼性が高く，1000 Hz ティンパノメトリーの使用が勧められている（Hoffmann et al. 2004[5]）。本邦では226 Hz のティンパノメトリーが一般的で

あるが，欧米では678Hz，1000Hzのティンパノメトリーも乳幼児に使用されている。

なお，multi-frequency tympanometry（MFT）に関しては，「**第5章 付記～診断技術向上に向けた将来展望**」（p.88）を参照のこと。

参考文献

1) Onusko E. Tympanometry. Am Fam Phisician. 2004；70（9）：1713-20.
2) Takata GS, Chan LS, Morphew T, et al. Evidence assessment of the accuracy of methods of diagnosing middle ear effusion in children with otitis media with effusion. Pediatrics. 2003；112（6 Pt1）：379-87.
3) 小林俊光，桜井時雄，谷口和彦．滲出性中耳炎のCT像とティンパノグラムの相関．耳鼻咽喉科．1984；56（11）：921-9.
4) Alaerts J, Luts H, Eouters J. Evaluation of middle ear function in young children：Clinical guidelines for the use of 226- and 1000-Hz tympanometry. Otol Neurotol. 2007；28（6）：727-32.
5) Hoffmann A, Deuster D, Rosslau K, et al. Feasibility of 1000Hz tympanometry in infants：Tympanometric trace classification and choice of probe tone in relation to age. Int J Pediatr Otorhinolaryngol. 2004；77（7）：198-203.

6. 滲出性中耳炎の難聴の診断に，耳音響放射は有用か

耳音響放射（Oto-acoustic emission：OAE）は内耳機能，特に外有毛細胞の機能を反映し，聴力評価の難しい小児滲出性中耳炎では内耳障害や難聴の程度を判定する目的で使用することができる。

【背景】

小児滲出性中耳炎の治療方針の決定に際して，聴力の評価は重要である。乳幼児では聴力の判定が容易ではなく，聴性定常反応（ASSR）や聴性脳幹反応（ABR），OAEなどの他覚的聴覚検査が必要となる場合もある。

【解説】

音刺激によって誘発される耳音響放射には，クリックなどの短音刺激による誘発耳音響放射（Transiently evoked OAE：TEOAE）と，異なる2つの周波数（純音）で同時刺激時の歪成分を記録する歪成分音響放射（Distortion Product OAE：DPOAE）がある。OAEは短時間で非侵襲的に行える他覚的聴覚検査であり，乳幼児の難聴の診断に有用である。OAEの問題点としては，外耳道病変や耳垢塞栓があると検査ができないこと，後迷路性難聴や蝸牛神経低形成などは検出できないことが挙げられ，新生児・乳幼児では低音部のノイズレベルが大きいことに注意する。

196名の学童児にスクリーニング検査としてTEOAEを行い，30dB以上の難聴で100%の感度，25dB以上の難聴で90%の感度と64%の特異度をもつという報告がある（Georgalas et al. 2008[1]）。ティンパノメトリーとの比較でも，38名76耳の小児両側滲出性中耳炎でTEOAEが67%で消失，残りの33%で減弱し（Balatsouras et al. 2012[2]），ティンパノメトリーとの併用でより重要な情報が得られる客観的な検査と推奨されている（Balatsouras et al. 2012[2]，Prieve et al. 2008[3]）。また，小児滲出性中耳炎に対する鼓膜換気チューブ留置術

の前後で耳音響放射と純音聴力検査結果との比較を行った結果では，両者に高い相関が認められ（Saleem et al. 2007[4]，Dragicević et al. 2010[5]），純音聴力検査を行うことが困難な乳幼児において治療前後の聴力評価にも有用である（村上ら 2012[6]）。

付記

本邦における耳音響放射の保険適用は内耳機能の精査であるので，内耳障害も疑われる場合に施行することが望ましい。

参考文献

1) Georgalas C, Xenellis J, Davilis D, et al. Screening for hearing loss and middle-ear effusion in school-age children, using transient evoked otoacoustic emissions：a feasibility study. J Laryngol Otol. 2008；122（12）：1299-304.
2) Balatsouras DG, Koukoutsis G, Ganelis P, et al. Transiently evoked otoacoustic emissions in children with otitis media with effusion. Int J Otolaryngol. 2012；2012；269203.
3) Prieve BA, Calandruccio L, Fitzgerald T, et al. Changes in transient-evoked otoacoustic emission levels with negative tympanometric peak pressure in infants and toddlers. Ear Hear. 2008；29（4）：533-42.
4) Saleem Y, Ramachandran S, Ramamurthy L, et al. Role of otoacoustic emission in children with middle-ear effusion and grommets. J Laryngol Otol. 2007；121（10）：943-6.
5) Dragicević D, Vlaski L, Komazec Z, et al. Transient evoked otoacoustic emissions in young children with otitis media with effusion before and after surgery. Auris Nasus Larynx. 2010；37（3）：281-5.
6) 村上力夫，村上真美．DPOAEによる乳幼児滲出性中耳炎の聴力判定の試み．耳鼻臨床．2012；105（11）：1025-31.

7. 滲出性中耳炎の病態把握に，周辺器官（鼻副鼻腔，上咽頭）の所見は有用か

小児滲出性中耳炎の病態と関連すると考えられる疾患を把握するうえで，周辺器官（鼻副鼻腔，咽頭）の所見は有用である。実地臨床においては，鼻症状，口呼吸の程度，夜間のいびきや無呼吸，鼻炎症状が季節性か通年性かなどの問診を行い，鼻腔や口腔・咽頭を観察する。さらなる追加の検査に関しては，検査を行う理由と検査の侵襲性や費用とのバランスを考慮したうえで行う。

【背景】

小児滲出性中耳炎には，鼻副鼻腔炎，アレルギー性鼻炎，アデノイド増殖症などを合併する割合が高い。これらの疾患は，直接的・間接的に滲出性中耳炎の病態に関与している可能性がある。

【解説】
1）鼻副鼻腔炎

小児滲出性中耳炎における鼻副鼻腔炎の合併率は，本邦では1990年代の報告によると70〜80％（本庄ら 1991[1]），海外では25〜60％と報告されている（Grote et al. 1980[2]，Mills et al. 1994[3]，Hong et al. 2008[4]）。鼻副鼻腔炎の小児滲出性中耳炎の病態への関わりはいくつかの観点から考えられる。慢性副鼻腔炎を合併した小児滲出性中耳炎32例の中耳貯留液と上顎

洞穿刺液からの細菌検査では，69％で検出菌の一致を認めており，副鼻腔炎が経耳管感染の感染源となっていると推測される（Brook et al. 2000[5]）。小児滲出性中耳炎患児は健常児に比べ，鼻腔・耳管咽頭口の粘液線毛機能が有意に低下していることが示されているが，副鼻腔炎がそこに相加的影響を与えている可能性が指摘されている（石川ら1991[6]，1992[7]）。その他，後鼻漏による耳管咽頭口の閉塞，鼻すすりの影響も考えられている（小林ら1997[8]）。小児滲出性中耳炎に対する鼻副鼻腔炎治療薬の有効性に関しては，「**第3章CQ2〜4**」（p.41〜）を参照されたい。

2) アレルギー性鼻炎

　小児滲出性中耳炎におけるアレルギー性鼻炎の合併率は24〜89％と報告されている（友永ら1987[9]，Lack et al. 2011[10]）。小児滲出性中耳炎とアレルギー性鼻炎の疫学的関連を認める報告と否定的な報告がある（Kreiner-Møller et al. 2012[11]，Caffarelli et al. 1998[12]，Yeo et al. 2007[13]）。臨床研究では，通年性アレルギー性鼻炎患者にダニによる鼻粘膜誘発刺激を行うと55％で耳管閉塞が認められている（Skoner et al. 1986[14]）。滲出性中耳炎の中耳貯留液中にはTh1型，Th2型サイトカインの両方が検出されるが，アレルギー性鼻炎合併患者ではアレルギー性鼻炎非合併患者に比べIL-4濃度が有意に高く，中耳腔におけるムチン産生に関与していると考えられる（Kariya et al. 2006[15]）。また，アレルギー性鼻炎の背後にあるアトピー素因（吸入性アレルゲンに対して感作していること）に関しては，アトピー患者では非アトピー患者に比べ，耳管咽頭口粘膜に浸潤する好酸球，T細胞数，IL-4陽性細胞，IL-5陽性細胞数が有意に多いことが示されている（Nguyen et al. 2004[16]）。アレルギー性鼻炎患者では，アレルゲンそのものが耳管粘膜にIgEを介した炎症を惹起する，あるいは鼻粘膜で産生されたサイトカイン，メディエーターなどが耳管粘膜に作用することで，耳管に粘膜浮腫，粘液産生，線毛機能障害を生じさせると考えられる（Lack et al. 2011[10]）。小児滲出性中耳炎に対するアレルギー性鼻炎治療薬の有効性に関しては，「**第3章-CQ3**」（p.44）を参照されたい。

3) アデノイド増殖症

　アデノイドは，幼児期に生理的肥大が認められ，小児滲出性中耳炎とアデノイドの大きさの関連性については否定的な研究結果が多い（東野ら 1983[17]，渡辺ら1992[18]，1996[19]，Els et al. 2018[20]）。しかし最近では，小児滲出性中耳炎患児のほうが，健常耳児童よりもアデノイドが大きくなる傾向があるとの報告も認められる（Orji et al. 2010[21]，Acharya et al. 2010[22]）。中耳貯留液からは細菌やエンドトキシンが検出され，アデノイドからの検出菌はほぼ同一であるとの研究結果は多い（Kurono et al. 1988[23]，Iino et al. 1985[24]，Morikawa et al. 1985[25]，Tomonaga et al. 1989[26]，Ueyama et al. 1995[27]）が，16S rRNA系統解析による報告では，両者の検出菌は異なる（Chan et al. 2016[28]，Jervis-Bardy et al. 2015[29]，Johnston et al. 2019[30]）。小児滲出性中耳炎患児では，アデノイド表層の粘膜バリアの破綻やバイオフィルム形成，上咽頭正常細菌叢の減少なども滲出性中耳炎との関連性が指摘されている（Fujihara et al. 1996[31]，Saylam et al. 2010[32]，Fujimori et al. 1996[33]）。アデノイド切除前後

の耳管機能の比較では，アデノイドが耳管を圧迫して通過性を障害しているエビデンスはなく，アデノイドは上咽頭における感染・炎症の源として滲出性中耳炎の病態に関わっていると考えられる（Takahashi et al. 1989[34]）。なお，外科的治療の観点からのアデノイド切除術については，「第3章-CQ9」（p.63）を参照されたい。

　以上の研究結果は，周辺器官に合併する疾患が小児滲出性中耳炎に関連し，また一定の影響を与えていることを示唆している。小児滲出性中耳炎の病態は複雑であり，発症，遷延，再発，難治化のメカニズムは個人差が大きい。それゆえ周辺器官の所見は，個々の症例の滲出性中耳炎の病態を把握するうえで重要である。

参考文献

1) 本庄巌，藤田明彦，倉田響介．小児滲出性中耳炎の治療．耳鼻咽喉科臨床．1991；84（12）：1683-9.
2) Grote JJ, Kuijpers W. Middle ear effusion and sinusitis. J Laryngol Otol. 1980；94（2）：177-83.
3) Mills RP, Irani BS, Vaughan-Jones RJ, et al. Maxillary sinusitis in children with otitis media with effusion. J Laryngol Otol. 1994；108（10）：842-4.
4) Hong CK, Park DC, Kim SW, et al. Effect of paranasal sinusitis on the development of otitis media with effusion：influence of eustachian tube function and adenoid immunity. Int J Pediatr Otorhinolaryngol. 2008；72（11）：1609-18.
5) Brook I, Yocum P, Shah K. Aerobic and anaerobic bacteriology of concurrent chronic otitis media with effusion and chronic sinusitis in children. Arch Otolaryngol Head Neck Surg. 2000；126（2）：174-6.
6) 石川保之，本庄巌．滲出性中耳炎例の鼻腔粘液線毛機能 サッカリンテストによる．耳鼻咽喉科臨床．1991；84（5）：615-9.
7) 石川保之，藤田明彦，本庄巌．滲出性中耳炎の耳管咽頭口粘液線毛機能．耳鼻咽喉科臨床．1992；85（1）：49-53.
8) 小林俊光，八木沼裕司，末武光子．鼻すすり・閉鎖不全耳管と耳疾患．耳鼻咽喉科展望．1997；40（3）：342-6.
9) 友永和宏，黒野祐一，茂木五郎．小児滲出性中耳炎における鼻アレルギーの役割 臨床的観察．日本耳鼻咽喉科学会会報．1987；90（11）：1840-8.
10) Lack G, Caulfield H, Penagos M. The link between otitis media with effusion and allergy：a potential role for intranasal corticosteroids. Pediatr Allergy Immunol. 2011；22（3）：258-66.
11) Kreiner-Møller E, Chawes BL, Caye-Thomasen P, et al. Allergic rhinitis is associated with otitis media with effusion：a birth cohort study. Clin Exp Allergy. 2012；42（11）：1615-20.
12) Caffarelli C, Savini E, Giordano S, et al. Atopy in children with otitis media with effusion. Clin Exp Allergy. 1998；28（5）：591-6.
13) Yeo SG, Park DC, Eun YG, et al. The role of allergic rhinitis in the development of otitis media with effusion：effect on eustachian tube function. Am J Otolaryngol. 2007；28（3）：148-52.
14) Skoner DP, Doyle WJ, Chamovitz AH, et al. Eustachian tube obstruction after intranasal challenge with house dust mite. Arch Otolaryngol Head Neck Surg. 1986；112（8）：840-2.
15) Kariya S, Okano M, Hattori H, et al. TH1/TH2 and regulatory cytokines in adults with otitis media with effusion. Otol Neurotol. 2006；27（8）：1089-93.
16) Nguyen LH, Manoukian JJ, Sobol SE, et al. Similar allergic inflammation in the middle ear and the upper airway：evidence linking otitis media with effusion to the united airways concept. J Allergy Clin Immunol. 2004；114（5）：1110-5.
17) 東野哲也，原芳美，牧野浩二．小児滲出性中耳炎におけるアデノイドの測定法 上咽頭高圧X線側面像を用いて．耳鼻咽喉科．1983；55（3）：225-9.
18) 渡辺哲生，友永和宏，藤吉達也．アデノイドと小児滲出性中耳炎．日本扁桃研究会会誌．1992；31：120-4.
19) 渡辺哲生，茂木五郎．アデノイドと小児滲出性中耳炎．口腔・咽頭科．1996；8（2）：147-52.
20) Els T, Olwoch IP. The prevalence and impact of otitis media with effusion in children admitted for adeno-tonsillectomy at Dr George Mukhari Academic Hospital, Pretoria, South Africa. Int J Pediatr Otorhinolaryngol. 2018；110：76-80.

21) Orji FT, Okolugbo NE, Ezeanolue BC. The role of adenoidal obstruction in the pathogenesis of otitis media with effusion in Nigerian children. Niger J Med. 2010；19(1)：62-8.

22) Acharya K, Bhusal CL, Guragain RP. Endoscopic grading of adenoid in otitis media with effusion. JNMA J Nepal Med Assoc. 2010；49(177)：47-51.

23) Kurono Y, Tomonaga K, Mogi G. Staphylococcus epidermidis and Staphylococcus aureus in otitis media with effusion. Arch Otolaryngol Head Neck Surg. 1988；114(11)：1262-5.

24) Iino Y, Yuasa R, Kaneko Y, et al. Endotoxin in middle ear effusions：in cases with persistent effusion after acute otitis media. Auris Nasus Larynx. 1985；12 Suppl 1：S94-6.

25) Morikawa K, Aoki K, Esaki S, et al. Bacterial examination of serous otitis media and experimental tubal stenosis. Auris Nasus Larynx. 1985；12 Suppl 1：S102-4.

26) Tomonaga K, Kurono Y, Chaen T, et al. Adenoids and otitis media with effusion：nasopharyngeal flora. Am J Otolaryngol. 1989；10(3)：204-7.

27) Ueyama T, Kurono Y, Shirabe K, et al. High incidence of Haemophilus influenzae in nasopharyngeal secretions and middle ear effusions as detected by PCR. J Clin Microbiol. 1995；33(7)：1835-8.

28) Chan CL, Wabnitz D, Bardy JJ, et al. The microbiome of otitis media with effusion. Laryngoscope. 2016；126(12)：2844-51.

29) Jervis-Bardy J, Rogers GB, Morris PS, et al. The microbiome of otitis media with effusion in Indigenous Australian children. Int J Pediatr Otorhinolaryngol. 2015；79(9)：1548-55.

30) Jonston J, Hoggard M, Biswas K, et al. Pathogen reservoir hypothesis investigated by analyses of the adenotonsillar and middle ear microbiota. Int J Pediatr Otorhinolaryngol. 2019；118：103-9.

31) Fujihara K, Fujihara T, Yamanaka N. Secretory IgA and squamous epithelization in adenoids of children with otitis media with effusion. Acta Otolaryngol Suppl. 1996；523：155-7.

32) Saylam G, Tatar EC, Tatar I, et al. Association of adenoid surface biofilm formation and chronic otitis media with effusion. Arch Otolaryngol Head Neck Surg. 2010；136(6)：550-5.

33) Fujimori I, Hisamatsu K, Kikushima K, et al. The nasopharyngeal bacterial flora in children with otitis media with effusion. Eur Arch Otorhinolaryngol. 1996；253(4-5)：260-3.

34) Takahashi H, Fujita A, Honjo I. Effect of adenoidectomy on otitis media with effusion, tubal function, and sinusitis. Am J Otolaryngol. 1989；10(3)：208-13.

8. 滲出性中耳炎の病態把握に，言語・発達検査（構音検査，発達検査）は有用か

　小児の言語発達は難聴，認知，社会性の発達と関連がある。言語・発達検査は，小児滲出性中耳炎の診断後，言語発達遅滞，構音障害が疑われる場合に行われる検査である。

【背景】

　小児滲出性中耳炎は言語発達，知能，注意力，活動性，器用さ，社会行動などに影響するが，特に47カ月以下の月齢の低い児の言語発達に影響していた（Van Cauwenberge et al. 1985[1]）。

【解説】

　1996～2002年に出版された11編のメタアナリシスでは，就学前の小児について滲出性中耳炎と語彙，構文，はなし言葉の発達に明らかな関連は認められないが，滲出性中耳炎と理解，表出言語には負の相関があった。乳児期では滲出性中耳炎による難聴と理解，表出言語に負の相関が認められると報告されている（Roberts et al. 2004[2]）。Majerusらは3歳までに3カ月以上持続する難治性小児滲出性中耳炎であった20例と小児滲出性中耳炎の既往のないコントロール群20児について，8歳時の言語発達について検討している。8歳時の言葉による短期記憶と新しい単語の学習能力は小児滲出性中耳炎の影響を受けないと報告している

（Majerus et al. 2005[3]）。小児滲出性中耳炎児と中耳炎のない児の単語了解閾値を年齢別に調べた報告では，一側性滲出性中耳炎児は4〜5dB，両側性滲出性中耳炎児は15dB閾値が上昇していた。特に生後31カ月，43カ月の児では滲出性中耳炎は単語了解閾値に影響していた。早期に罹患し，持続する滲出性中耳炎はより単語理解に影響する。しかし61カ月児でティンパノグラムがA型の場合，単語理解において明らかな影響はなく長期の影響はないと報告されている（Hall et al. 2007[4]）。これらの報告は，小児滲出性中耳炎は乳幼児期の言語発達には影響を及ぼすものの，学童期になると言語発達には差がなくなることを示している。

　言語・発達検査には絵画語彙発達検査（PVT-R），国リハ式＜S-S法＞言語発達遅延検査，TK式言語発達診断検査，新版K式発達検査，遠城寺式乳幼児分析的発達診断検査，津守・稲毛式乳幼児精神発達診断，DENVERⅡ発達判定法などがある。年齢，症状に応じて選択する。

参考文献

1) Van Cauwenberge P, Van Cauwenberge K, Kluyskens P. The influence of otitis media with effusion on speech and language development and psycho-intellectual behaviour of the preschool child -- results of a cross - sectional study in 1,512 children. Auris Nasus Larynx. 1985；12（Suppl 1）：S228-30.
2) Roberts JE, Rosenfeld RM, Zeisel SL. Otitis media and speech and language：a meta-analysis of prospective studies. Pediatrics. 2004；113（3 Pt 1）：e238-48.
3) Majerus S, Amand P, Boniver V, et al. A quantitative and qualitative assessment of verbal short-term memory and phonological processing in 8-year-olds with a history of repetitive otitis media. J Commun Disord. 2005；38（6）：473-98.
4) Hall AJ, Munro KJ, Heron J. Development changes in word recognition threshold from two to five years of age in children with different middle ear status. Int J Audiol. 2007；46（7）：355-61.

9. 滲出性中耳炎の診断に，画像検査は有用か

　小児滲出性中耳炎の発症・予後と乳突蜂巣の発育との関係が指摘されており，乳突蜂巣の発育程度を知るために，側頭骨の画像診断は有用である。

【背景】

　乳突蜂巣の発育は，中耳の炎症性疾患の罹患，あるいは予後と密接な関係があるといわれてきた。また，中耳換気病態と乳突蜂巣の関係も指摘されている。いったん小児滲出性中耳炎に罹患した際の予後にも，乳突蜂巣の発育程度が関係するとの報告があることから，画像診断で乳突蜂巣の発育の程度をみることは病態把握と予後の推定に有用である。

【解説】

　乳突蜂巣の発育が良好なほど滲出性中耳炎になりにくく，いったん罹患しても治りやすいことが指摘されている（青木ら1989[1]）。また，乳突蜂巣の発育が中耳の炎症性疾患の罹患率や予後と関係するとの報告もある（安藤ら1992[2]，髙橋ら1986[3]，Takahashi 2017[4]）。

　中耳粘膜ガス交換能と乳突蜂巣面積を調べると，ガス交換能がある耳の方が有意に良好な乳突蜂巣が認められた（髙橋1998[5]，Takashashi 2017[4]）。したがって，画像診断で乳突蜂巣

の発育をみることは小児滲出性中耳炎の病態と予後を推定するうえで有用である。画像診断のモダリティには単純X線，CT，MRIなどがあるが（Dahmoush et al. 2014[6]），特にCTは小児の被曝に対する影響を考えると滲出性中耳炎以外の要因を疑う難聴の合併がある場合（先天性真珠種や耳小骨奇形などを含む）など，必要最小限にすべきである（日本医学放射線学会 2016[7]）。単純X線ではシューラー法による撮影が一般的である。

参考文献

1) 青木和博，江崎史朗，森川清見，他．小児滲出性中耳炎例に対する治療と乳突蜂巣発育度．日耳鼻．1989；92（6）：893-8.
2) 安藤敬子，熊谷雅彦，国分武彦．小児滲出性中耳炎の予後と乳突蜂巣発育度．耳鼻臨床．1992；85（6）：887-94.
3) 高橋晴雄，佐藤宏昭，桐山真樹，他．中耳疾患における中耳腔容積．耳鼻臨床．1986；79（3）：363-8.
4) Takahashi H. Middle Ear Diseases and Surgery Viewed from the Physiology of Pressure Regulation. Kugler Publications, Amsterdam, The Netherlands, 2017：1-9.
5) 高橋晴雄．中耳の換気からみた滲出性中耳炎．高橋晴雄（編著），換気生理からみた中耳炎の取り扱い．金原出版，1998，pp32-62.
6) Dahmoush HM, Vossough A, Pollock AN. 24. Methods of Examination：Radiologic Aspects. In：Bluestone and Stool's Pediatric OLtolaryngology（Bluestone CD, Simons JP, Healy GB, eds.），8th ed. Shelton：People's Medical Publishing House, 2014, pp1530-52.
7) 日本医学放射線学会．小児画像診断の考え方，進め方．画像診断ガイドライン 2016年版．金原出版，2016，pp51-53.

第3章

診療アルゴリズムと治療
(Clinical Question)

小児滲出性中耳炎の診療アルゴリズム

［p.xii：**小児滲出性中耳炎の診療アルゴリズム（巻頭）**，**図3-1参照**］

　　以下の図はエビデンスのレビューの結果と，本委員会のエキスパートオピニオンを組み合わせて作成した，難治化のリスクを伴わない一般的なケースで推奨される診療アルゴリズムを示しているものであり，実地臨床ではそれぞれ固有の状況を考慮して治療にあたる必要がある。ここに示した治療においても改善しない症例や，癒着性中耳炎や真珠腫を形成した後遺症例については，本ガイドラインでは直接対象としていないが，「**第3章-追補CQ**」（p.69）において別記する。また，小児滲出性中耳炎のハイリスク群であるダウン症，口蓋裂の診療については「**第4章**」（p.75）において別記する。

註）

・保存的治療については，以下を参照のこと。

　「**第3章-CQ2：抗菌薬**」（p.41）

　「**第3章-CQ3：その他の薬物治療**」（p.44）

　「**第3章-CQ4：薬物以外の保存的治療**」（p.46）

・経過観察は，鼓室が含気化して，鼓膜所見と聴力が正常化するまで，最低3カ月に一度行うべきである。

・アデノイド切除術の適応については，「**第3章-CQ9**」（p.62）を参照。

・一側性の滲出性中耳炎については，「**第3章-CQ10**」（p.67）を参照。

　*25～30 dBでは，チューブ留置を行ってもよいが，適応をより慎重に検討すべきである

　　（p.51：**第3章-CQ6参照**）

　**チューブ留置が必要な鼓膜の病的変化とは，鼓膜緊張部もしくは弛緩部の高度な内陥，耳小骨の破壊，癒着性の鼓膜内陥を指す。

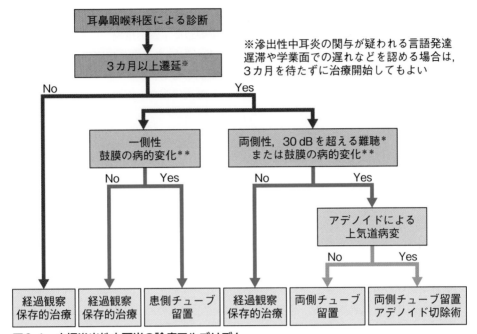

図3-1　小児滲出性中耳炎の診療アルゴリズム

CQ 1　滲出性中耳炎の経過観察期間はどのくらいが適切か

(推奨) ･･･

小児滲出性中耳炎は鼓膜の病的変化がなければ，発症から3カ月間は経過観察 (watchful waiting) が推奨される。

(p.xii：小児滲出性中耳炎の診療アルゴリズム，p.39：図3-1 診療アルゴリズム参照)

推奨の強さ：強い推奨　　エビデンスの質：A

3カ月以上遷延する両側性の滲出性中耳炎においても，難聴の程度が軽度で，鼓膜の病的変化がなければ，その後も注意深く経過観察することを検討してもよい。

推奨の強さ：推奨　　エビデンスの質：B

【背景】

　小児滲出性中耳炎では，発症後最初の3カ月間で自然治癒しない小児滲出性中耳炎は，その後も自然には治癒しないことが多い。

【益と害の評価】

・患者が受ける利益：自然寛解する可能性のある例で，不必要な治療介入を防ぐことができる。

・患者が受ける害・不利益：詳細な鼓膜観察を行うにあたり，耳垢除去・身体拘束など患者の苦痛を伴う可能性がある。通院に伴う保護者と患児の時間と医療費など社会経済的不利益。

・益と害のバランス：注意深く経過観察を行えば，益は害より大きくなる。

・患者の希望：十分な説明と同意が必要である。

・例外規定：なし。

【解説】

　急性中耳炎において急性炎症が消退した後もしばしば中耳貯留液が遷延するが，発症3カ月以内に75～90%が自然治癒するとされる (Rosenfeld et al. 2003[1]，American Academy of Family Physicians et al. 2004[2])。また，小児滲出性中耳炎の自然経過に関するメタアナリシスでは，新たに診断された小児滲出性中耳炎の25%が，その後3カ月以内に自然寛解するが，その後は6～12カ月まで経過をみても30%で自然治癒が得られるのみである (Rosenfeld et al. 2003[1]，2004[3])。つまり最初の3カ月間で自然治癒しない小児滲出性中耳炎は，その後も自然には治癒しないことが多い。したがって，発症から3カ月以内の小児滲出性中耳炎では経過観察 (watchful waiting) が推奨される (Rosenfeld et al. 2004[3])。

　鼓膜換気チューブ留置によって聴力改善効果が期待される期間は，留置後およそ6～9カ月間である。それ以降では，チューブ留置を行った場合と行わなかった場合の聴力に有意な差は得られず，チューブ留置による聴力の長期的な有効性は不明である (Browning et al. 2010[4]，Hellström et al. 2011[5]，Berkman et al. 2013[6])。発症から3カ月を過ぎても，難聴が30dBを超えない程度で鼓膜の病的変化がなければ，全例に早急にチューブ留置を行う必

要があるわけではない。したがって，さらに継続して注意深く経過観察することを検討してもよい。

参考文献

1) Rosenfeld RM, Kay D. Natural history of untreated otitis media. Laryngoscope. 2003；113(10)：1645-57.
2) American Academy of Family Physicians, American Academy of Otolaryngology-Head and Neck Surgery, American Academy of Pediatrics Subcommittee on Otitis Media with Effusion. Otits media with effusion. Pediatrics. 2004；113(5)：1412-29.
3) Rosenfeld RM, Culpepper L, Doyle KJ, et al；American Academy of Pediatrics Subcommittee on Otitis Media with Effusion；American Academy of Family Physicians；American Academy of Otolaryngology--Head and Neck Surgery. Clinical practice guideline：Otitis media with effusion. Otolaryngol Head Neck Surg. 2004；130(5 Suppl)：S95-118.
4) Browning GG, Rovers MM, Williamson I, et al. Grommets(ventilation tubes)for hearing loss associated with otitis media with effusion in children. Cochrane Database Syst Rev. 2010(10)：CD001801.
5) Hellström S, Groth A, Jörgensen F, et al. Ventilation tube treatment：a systematic review of the literature. Otolaryngol Head Neck Surg. 2011；145(3)：383-95.
6) Berkman ND, Wallace IF, Steiner MJ, et al. Otitis Media With Effusion：Comparative Effectiveness of Treatments[Internet]. Rockville(MD)：Agency for Healthcare Research and Quality(US), Comparative Effectiveness Reviews. No. 101, 2013.

CQ 2　滲出性中耳炎に抗菌薬投与は有効か

推奨 ....

小児滲出性中耳炎には抗菌薬投与は推奨しない。ただし，鼻副鼻腔炎を合併している小児滲出性中耳炎に対しては，マクロライド系抗菌薬投与(クラリスロマイシン：CAM少量長期投与療法)が選択肢の一つとなる。

推奨の強さ：推奨　　エビデンスの質：B

周辺器官に細菌感染を伴わない場合，小児滲出性中耳炎に対する抗菌薬の投与は害が益より大きく，治療として提供しないようにする。

推奨の強さ：推奨　　エビデンスの質：B

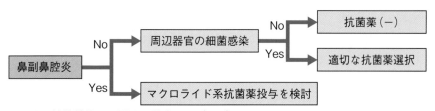

図3-2　抗菌薬使用に関する診療アルゴリズム

【背景】

　小児滲出性中耳炎の貯留液からは高率に細菌が検出されることから(Ford-Jones et al. 2002[1])，抗菌薬の効果は短期的には期待できるが，抗菌薬による副作用と，耐性菌増加という害を引き起こすことが危惧される。

　しかし，抗菌薬は小児滲出性中耳炎の増悪因子である鼻副鼻腔炎などの周辺器官の細菌感

染症に対する有効性により，結果として小児滲出性中耳炎の治療につながる可能性がある。

【益と害の評価】

・患者が受ける利益：周辺器官の細菌感染症に対する適切な抗菌薬選択により，結果として小児滲出性中耳炎の治療につながる可能性がある。
・患者が受ける害・不利益：抗菌薬投与は下痢を主とする消化器症状を招く可能性がある。すべての抗菌薬投与は細菌の薬剤耐性化の原因となり得る。
・益と害のバランス：細菌感染の原因菌の種類と耐性化に対応した抗菌薬選択ができれば，益は害より大きい。
・患者の希望：十分な説明と同意が必要である。
・例外規定：アレルギーのある抗菌薬は使用しない。

【解説】

　マクロライド（CAM）少量投与群55例96耳と，セフェム系抗菌薬常用量を施行した群（対照群）19例31耳の治癒率は各々65.6％と16.1％であり，有意にCAM少量投与群の有効性が高く，特に鼻副鼻腔炎合併例で有意に高かったと報告されている（飯野ら1999[2]）。発症から3カ月以内の小児滲出性中耳炎に対するマクロライド少量投与（1週目は常用量投与）と鼻噴霧用ステロイドで，8〜12週間後に88.7〜92.5％で効果を認め，鼻噴霧用ステロイドのみの群（50.9〜60.3％）と比較して有意な改善効果を認めたとの報告もある（Chen et al. 2013[3]）。さらに3カ月以上経過した滲出性中耳炎群でも，8週間の投与によって72.1％で効果があったと報告しているが，症例数が26例と少なく，さらなる検証が必要である。2歳以下の低年齢児や，アデノイド増殖症を合併している例では効果が少ないとの報告もある（飯野ら1999[2]）。また，本邦では肺炎球菌，インフルエンザ菌に対するマクロライド系抗菌薬の感受性が低下しており，効果の乏しい症例に対する漫然としたマクロライド系抗菌薬の投与には注意を要する。

　マクロライド系抗菌薬以外の抗菌薬は，小児滲出性中耳炎に対する短期的効果（2〜8週間）は認められるが，長期的な効果は不明であり，抗菌薬使用による薬疹，嘔吐，下痢などの副作用，鼻咽腔常在菌叢の菌交代，耐性菌の増加，医療費用対効果などの害も考慮すると，抗菌薬の使用は推奨されない（American Academy of Family Physicians et al. 2004[4]）。Williamsonは2編のシステマティックレビューから，抗菌薬の使用は害の方が大きく滲出性中耳炎に使用すべきではないと結論づけている（Willamson 2011[5]）。Cochrane Reviewでも3027症例を含む23編の論文から，抗菌薬使用群と非使用群で，治療開始から2〜3カ月後に滲出液の消失を認めた比率を比較して，抗菌薬の使用を推奨していない（van Zon et al. 2012[6]，Venekamp et al. 2016[7]）。

　小児滲出性中耳炎罹患中の急性中耳炎発症時の抗菌薬使用に関しては，急性中耳炎ガイドラインに準じて治療すべきであるし，他の周辺器官に細菌感染を伴う場合にも，本ガイドラインはそれらに対する合理的な治療を妨げるものではない。小児では上気道炎や鼻副鼻腔炎時に，滲出性中耳炎の発症・増悪や遷延化が認められる。鼻副鼻腔炎をはじめとした周辺器

官の細菌感染の治療としての抗菌薬投与は検討すべきであるが，漫然とした使用は避けなければならない。

付記

本邦の保険診療上は，滲出性中耳炎に対する抗菌薬の適応はなく，抗菌薬治療はあくまでも周辺器官の細菌感染症の治療を目的としたものであることを申し添える。

参考文献

1）Ford-Jones EL, Friedberg J, McGeer A, et al；Members of the Toronto Antibiotic Resistance at Myringotomy Study Group. Microbiologic findings and risk factors for antimicrobial resistance at myringotomy for tympanostomy tube placement--a prospective study of 601 children in Toronto. Int J Pediatr Otorhinolaryngol. 2002；66（3）：227-42.

2）飯野ゆき子，宮澤哲夫，今村祐佳子．小児滲出性中耳炎に対するマクロライド療法．耳展．1999；42：585-90.

3）Chen K, Wu X, Jiang G, et al. Low dose macrolide administration for long term is effective for otitis media with effusion in children. Auris Nasus Larynx. 2013；40（1）：46-50.

4）American Academy of Family Physicians, American Academy of Otolaryngology-Head and Neck Surgery and American Academy of Pediatrics Subcommittee on otitis media with effusion. Otitis media with effusion. Pediatrics 2004；113（5）；1412-29.

5）Williamson I. Otitis media with effusion in children. Clin Evid（Online）. 2011；pii：0502.

6）van Zon A, van der Heijden GJ, van Dongen TMA, et al. Antibiotics for otitis media with effusion in children（Review）. Cochrane Database Syst Rev. 2012（9）：CD009163.

7）Venekamp RP, Burton MJ, van Dongen TM, et al. Antibiotics for otitis media with effusion in children. Cochrane Database Syst Rev. 2016（6）：CD009163.

CQ 3　滲出性中耳炎に抗菌薬以外の薬物治療は有効か

(推 奨) ･･･

1) カルボシステイン

カルボシステインは，薬物治療の選択肢の一つとして推奨される。

推奨の強さ：強い推奨　　エビデンスの質：A

2) 副腎皮質ステロイド

副腎皮質ステロイドの経口投与は短期的な有効性は認められるが，慢性的な滲出性中耳炎に対する長期の有効性は認められず，害が益より大きいため提供しないようにする。

推奨の強さ：強い推奨 (行わないことを強く推奨する)　　エビデンスの質：A

一方，鼻噴霧用ステロイド薬に関しては有害事象のリスクは低いとされ，近年，有効性が示されている。

推奨の強さ：推奨　　エビデンスの質：B

3) 抗ヒスタミン薬

第二世代抗ヒスタミン薬は，アレルギー性鼻炎が合併する場合には治療の選択肢として検討すべきである。第一世代抗ヒスタミン薬の小児滲出性中耳炎に対する有効性は認められず害が益より大きく，治療として提供しないように推奨する。

推奨の強さ：オプション　　エビデンスの質：B

【背景】

　カルボシステインは，現在本邦で小児滲出性中耳炎が適応疾患として認可されている唯一の内服薬であるとともに，周辺器官の炎症病変への効果が期待される。小児滲出性中耳炎には，鼻副鼻腔炎，アレルギー性鼻炎，アデノイドの慢性炎症などが，増悪因子として病態に関与していると考えられる。本ガイドラインは，周辺器官に合併する病変に対する治療を妨げるものではない。

【益と害の評価】

・患者が受ける利益：周辺器官の炎症病変が軽減することで，病態が軽減する可能性がある。不要な抗菌薬投与を受けずにすむ。下痢を主とする消化器症状に代表される副作用や薬剤耐性菌が生じる可能性を減らすことができる。

・患者が受ける害・不利益：個々の薬剤の副作用。薬剤内服に伴う保護者や患児のストレス (内服の手間，内服を嫌がるなど) と薬剤費用などの医療費。

・益と害のバランス：有害な副作用がなく，周辺器官の炎症病変を軽減する薬物治療を選択できれば，益は害より大きい。

・患者の希望：十分な説明と同意が必要である。

・例外規定：アレルギーのある薬物は使用しない。

【解説】

　カルボシステインに関するMooreらのランダム化比較試験のシステマティックレビュー (7編のメタアナリシス) では，1〜3カ月のカルボシステイン投与で35%の改善率が得られ，

一方で対照群では改善率17％であった。また副作用が極めて少ないことから，小児滲出性中耳炎に推奨されるべき治療法であると結論されている（Moore et al. 2001[1]）。小児滲出性中耳炎患者は健常児に比べて鼻腔・耳管咽頭口の粘液線毛機能が有意に低下していることが示されており，線毛機能改善効果の観点から小児滲出性中耳炎に対するカルボシステインの治療効果が期待される。さらに，カルボシステインは成人の慢性鼻副鼻腔炎治療に有効であることが示されており（馬場ら 1988[2]，Majima et al. 2012[3]），本邦において広く使用されている薬剤でもある。鼻副鼻腔炎を合併する小児滲出性中耳炎では，経過観察期間中にカルボシステインの使用を選択肢の一つとする。

　小児滲出性中耳炎に対する薬物治療については，経口および鼻噴霧用ステロイド薬，第一世代抗ヒスタミン薬に関してCochrane Reviewによるシステマティックレビューがある。

　副腎皮質ステロイド薬に関しては，抗菌薬との併用内服群の方が抗菌薬のみの群より短期（7～28日）で，貯留液の消失効果は認められたが，聴力改善効果は認められなかった。ステロイド単独内服，鼻噴霧用ステロイドでは，貯留液の消失効果や聴力に対する有効性は認められなかったと報告されている（Simpson et al. 2011[4]）。他の治療法があり緊急を要する病態ではない小児滲出性中耳炎に対して，全身的な有害事象もある経口ステロイド薬の長期に及ぶ使用は，副作用のリスクを高めるため害が利益を上回り治療として提供しないように推奨する。一方，鼻噴霧用ステロイド薬に関しては有害事象のリスクは低いとされ，近年，貯留液の消失効果や聴力に対する有効性が示されている（Barati et al. 2011[5]，Bhargava et al. 2014[6]，El-Anwar et al. 2015[7]，Chohan et al. 2015[8]）。アデノイド増殖症に対する有効性も示されており，滲出性中耳炎そのものに，鼻噴霧用ステロイド薬が効果を発揮するというよりも，アレルギー性鼻炎やアデノイド増殖症を合併する場合に効果があると報告されている（Roditi et al. 2019[12]）。ただし，本邦では，現時点では滲出性中耳炎に対する保険適用疾患に含まれていない。

　第一世代抗ヒスタミン薬単独あるいは血管収縮薬と第一世代抗ヒスタミン薬の併用のいずれにおいても短期的にも長期的にも，貯留液の消失・聴力改善において有効性は認められず，副作用の出現は10％にみられることから，害が利益を上回り，治療として提供しないように推奨する（Griffin et al. 2011[9]，Cohen 2013[10]，Bonny et al. 2014[11]，Roditi et al. 2019[12]）。

　アレルギー性鼻炎およびアレルギー反応が小児滲出性中耳炎に及ぼす負の影響を考慮すると，アレルギー性鼻炎が合併する場合には，その治療としての第二世代抗ヒスタミン薬などの内服加療や鼻噴霧用ステロイド薬の使用を提案すべきである。

　滲出性中耳炎に対する漢方治療は，現時点でエビデンスは確立されていないが，病態を水毒と考えて利水作用のある処方を基本とする。柴苓湯は利尿作用を有し浮腫の治療に用いられ，同時に抗炎症・抗アレルギー作用が認められる。滲出性中耳炎にも有効なことが報告されている（佐藤ら 1988[13]）。

参考文献

1) Moore RA, Commins D, Bates G. S-carboxymethylcysteine in the treatment of glue ear：quantitative systematic review. BMC Fam Pract. 2001；2：3.

2）馬場駿吉，森慶人，征矢野薫，他．慢性副鼻腔炎に対するカルボシステインの薬効評価—L-システインエチル塩酸塩との二重盲検比較試験成績—．耳鼻と臨床．1988；34：33-47.

3）Majima Y, Kurono Y, Hirakawa K, et al. Efficacy of combined treatment with S-carboxymethylcysteine（carbocisteine）and clarithromycin in chronic rhinosinusitis patients without nasal polyp or with small nasal polyp. Auris Nasus Larynx. 2012；39（1）：38-47.

4）Simpson SA, Lewis R, van der Voort J, et al. Oral or topical nasal steroids for hearing loss associated with otitis media with effusion in children. Cochrane Database Syst Rev. 2011（5）：CD001935.

5）Barati B, Omrani MR, Okhovat AR, et al. Effect of nasal beclomethasone spray in the treatment of otitis media with effusion. J Res Med Sci. 2011；16（4）：509-15.

6）Bhargava R, Chakravarti A. A double-blind randomized placebo-controlled trial of topical intranasal mometasone furoate nasal spray in children of adenoidal hypertrophy with otitis media with effusion. Am J Otolaryngol. 2014；35（6）：766-70.

7）El-Anwar MW, Nofal AA, Khazbak AO, et al. The Efficacy of Nasal Steroids in Treatment of Otitis Media with Effusion：A Comparative Study. Int Arch Otorhinolaryngol. 2015；19（4）：298-301.

8）Chohan A, Lal A, Chohan K, et al. Systematic review and meta-analysis of randomized controlled trials on the role of mometasone in adenoid hypertrophy in children. Int J Pediatr Otorhinolaryngol. 2015；79（10）：1599-608.

9）Griffin G, Flynn CA. Antihistamines and/or decongestants for otitis media with effusion（OME）in children. Cochrane Database Syst Rev. 2011（9）：CD003423.

10）Cohen E. Antihistamines or decongestants for otitis media with effusion-do they work？：…reducing waste in child health one intervention at a time. Evid Based Child Health. 2013；8（2）：264-5.

11）Bonney AG, Goldman RD. Antihistamines for children with otitis media. Can Fam Physician. 2014；60（1）：43-6.

12）Roditi RE, Caradonna DS, Shin JJ. The Proposed Usage of Intranasal Steroids and Antihistamines for Otitis Media with Effusion. Curr Allergy Asthma Rep. 2019；19（10）：47.

13）佐藤宏明，中村一，本庄厳，他．滲出性中耳炎へのツムラ柴苓湯の治療効果．耳鼻臨床．1988；81：1383-7.

CQ 4　滲出性中耳炎に，薬物以外の保存的治療（局所処置や自己通気）は有効か

（推奨）

1）局所処置

耳鼻咽喉科外来における，鼻副鼻腔に対する局所処置や耳管通気処置が小児滲出性中耳炎に対する有効性についてのエビデンスは不足しているが，外科的治療までの経過観察期間中に施行することを検討してもよい。

推奨の強さ：オプション　　エビデンスの質：C

2）自己通気

自宅における自己通気用の風船を用いた自己通気を1日3回以上施行することを，選択肢の一つとして推奨する。

推奨の強さ：推奨　　エビデンスの質：B

【背景】

　　耳管通気は耳管機能障害による中耳の陰圧化改善の目的に行われる治療である。鼻副鼻腔に対する局所処置は，小児滲出性中耳炎の増悪因子である鼻副鼻腔炎に対する治療効果により，結果として小児滲出性中耳炎の改善につながることが期待されるが，エビデンスは不足している。

【益と害の評価】

・患者が受ける利益：難聴や耳閉塞感などの臨床症状が改善する。
・患者が受ける害・不利益：上気道感染時には急性中耳炎を誘発する可能性がある。局所処置（自己通気以外）は通院に伴う社会的経済的不利益。耳管通気（カテーテル法）による鼓膜穿孔や周辺器官への影響（鼻出血や気腫など）。
・益と害のバランス：感染時に施行しないなどの指導を行えば，益は害より大きい。
・患者の希望：施行のための十分な説明と同意が必要である。
・例外規定：なし。

【解説】

　小児滲出性中耳炎の病因として耳管機能障害と周辺器官の炎症がある。耳管機能障害に関して，鼓室内の陰圧改善治療として耳管通気は効果があるが，通気療法後にすぐに陰圧に戻るために頻回の実施がより有効である。自己通気療法の報告では，1日1〜2回の実施では十分な効果が得られなかったが，1日3回の実施により有効性を認めており，より頻回な自己通気を行った方がよいと報告されている（Stangerup et al. 1992[1]，Blanshard et al. 1993[2]，Bidarian-Moniri et al. 2014[3]）。システマティックレビューにおいては，ティンパノメトリーならびに純音聴力検査単独での有効性は示されなかったが，両者を複合して検討すると有意な有用性が示された。コストや副作用（害）の少なさから経過観察期間中に使用することを検討するのは妥当であると結論づけられている（Perera et al. 2006[4]，2013[5]）。ランダム化比較試験でもその有効性が報告されている（Williamson et al. 2015[6]）。

　このことから，耳鼻咽喉科外来での通気療法と合わせて自宅での自己通気を検討してもよい。自己通気療法後に再発した場合でも，再度自己通気により90％以上の症例で改善を認めたとの報告があり（八木沼ら1996[7]），再発症例へも適応となり得る。また，外来における通気療法によって短時間の効果といえども確実に陰圧を解除することができれば，鼓膜の癒着などの予防に有効と考える。さらに外来における通気前後の鼓膜を観察することにより，鼓膜が接着しているのか，癒着しているのかを判断するなど，病態評価に有用なこともある。自己通気用の風船を用いた自己通気療法の合併症としては，急性中耳炎の誘発，鼓膜損傷，粘膜損傷などが挙げられる。特に上気道感染時には急性中耳炎を誘発しやすいため実施を避けるよう指導する。

　また近年，成人の耳管狭窄症に対し，バルーンによる耳管拡張術（Balloon Eustachian Tuboplasty：BET）に対する有効性が報告されている。小児においても有効であるという報告があるが（Leichtle et al. 2017[8]），本邦では小児に対する適応はなく，また長期予後の報告はないため今後の検討が待たれる。

参考文献

1) Stangerup SE, Sederberg-Olsen J, Balle V. Autoinflation as a treatment of secretory otitis media. A randomized controlled study. Arch Otolaryngol Head Neck Surg. 1992；118(2)：149-52.
2) Blanshard JD, Maw AR, Bawden R. Conservative treatment of otitis media with effusion by autoinflation of the middle ear. Clin. Otolaryngol. 1993；18(3)：188-92.

3) Bidarian-Moniri A, Ramos MJ, Ejnell H. Autoinflation for treatment of persistent otitis media with effusion in children：a cross-over study with a 12-month follow-up. Int J Pediatr Otorhinolaryngol. 2014；78（8）：1298-305.

4) Perera R, Haynes J, Glaziou PP, et al. Autoinflation for hearing loss associated with otitis media with effusion. Cochrane Database Syst Rev. 2006（4）：CD006285.

5) Perera R, Glasziou PP, Heneghan CJ, et al. Autoinflation for hearing loss associated with otitis media with effusion. Cochrane Database Syst Rev. 2013（5）：CD006285.

6) Williamson I, Vennik J, Harnden A, et al. An open randomised study of autoinflation in 4-to 11-year-old school children with otitis media with effusion in primary care. Health Technol Assess. 2015；19（72）：1-150.

7) 八木沼裕司，安達美佳．滲出性中耳炎に対する風船を用いた自己通気療法．Otol Jpn. 1996；6（2）：121-4.

8) Leichtle A, Hollfelder D, Wollenberg B, et al. Balloon Eustachian Tuboplasty in children. Eur Arch Otorhinolaryngol. 2017；274（6）：2411-9.

CQ 5　滲出性中耳炎に，鼓膜切開術は有効か

推奨

小児滲出性中耳炎に対する鼓膜切開術は，診断・治療方針の決定ならびに短期的予後には有効であるが，長期予後の改善目的には適さない。

推奨の強さ：オプション　　エビデンスの質：D

【背景】

　鼓膜切開術は，鼓膜切開刀あるいは鼓膜切開用レーザーを用いて鼓膜に小さな切開や穿孔を加える手技である。切開孔が閉鎖するまでは，中耳腔圧と外界の気圧を等しくする効果も期待され，この間は中耳貯留液が消失した状態となる（Berkman et al. 2013[1]）。切開孔からは中耳腔の貯留液を吸引することが可能で即効性に聴力改善が得られることから，発症早期においても，難聴の程度が強いときには施行することを妨げるものではない。

【益と害の評価】

・患者が受ける利益：難聴や耳閉塞感などの臨床症状が早期に改善する。

・患者が受ける害・不利益：切開時の出血，疼痛・不快，切開時の身体拘束，切開後の耳漏，鼓膜穿孔の長期残存など。

・手術手技のコスト：K300 鼓膜切開術。

・益と害のバランス：症状と経過から症例を選択することにより，短期的には益は害より大きいが，長期治療の目的で鼓膜切開を反復して施行することは害が益より大きい。

・患者の希望：十分な説明と同意が必要である。

・例外規定：安全に実施できる技能と設備が必須であり，条件が整わない場合は実施すべきではない。

【解説】

　鼓膜切開術は，即効性に聴力改善が期待できる治療法である。本ガイドラインでは鼓膜換気チューブ留置術（チューブ留置）の適応は発症あるいは診断から3カ月以上遷延する滲出性

中耳炎としている（p.51：**第3章-CQ6参照**）が，保存的治療の間にみられる聴覚障害等により，日常生活および学校生活などの集団生活において支障がみられる場合は，即効性のある治療方法として選択することを考慮する。

　鼓膜切開術に関する論文を評価した結果，切開刀による鼓膜切開術について3つのランダム化比較試験（RCT）を確認した（Mandel et al. 1989[2]，Black et al. 1990[3]，Mandel et al. 1992[4]）。いずれも，小児滲出性中耳炎に対する切開刀による鼓膜切開術は，チューブ留置と比較して中耳貯留液の消失や聴力改善などに対する治療効果は有意に低い，というものであった。海外の滲出性中耳炎診療ガイドラインでも，滲出性中耳炎に対してチューブ留置を伴わない切開刀による鼓膜切開単独治療は，治療法として推奨されていない（Rosenfeld et al. 2016[5]，NICE guideline 2008[6]）。しかし，Mandelらの報告は，小児滲出性中耳炎を無治療群，鼓膜切開群，チューブ留置群に分け，1年後に中耳貯留液が認められたのはそれぞれ64％，61％，17％であり，その結果から鼓膜切開は治療効果がないと結論づけているものである（Mandel et al. 1992[4]）。長期予後には効果を認めないが，短期的効果を議論しているものではない。

　切開刀による鼓膜切開では通常数日で切開孔は閉鎖するが，レーザーによる鼓膜切開では平均約2週間切開孔は残存する（Sedlmaier et al. 2002[7]，Koopman et al. 2004[8]）。レーザー鼓膜切開に関しては，新たにシステマティックレビュー（Zong et al. 2019[9]）が報告されている。そこでは，3つのRCT（D'Eredita et al. 2006[10]，Yousaf et al. 2014[11]，Yousaf et al. 2016[12]）と5つのケースコントロールスタディが採用されている。Yousafらの報告ではレーザー鼓膜切開例では聴力改善が持続している例は30日後で89.7％，6カ月後で53％であったが，チューブ留置例では30日後91％，6カ月後79.5％であり，レーザー鼓膜切開は，チューブ留置と比較すると滲出性中耳炎に対する治療効果は低いとされている。また，レーザー鼓膜切開と切開刀による鼓膜切開を比較すると2週間後，4週間後，2カ月後，6カ月後の聴力改善例はレーザー鼓膜切開例で92％，92％，62％，54％，切開刀による鼓膜切開例では80％，60％，36％，24％であり，レーザー鼓膜切開の方が有効な治療法であると報告されている。合併症に関しては，レーザー鼓膜切開術での6カ月以上の穿孔残存率は0.8～1.9％と報告されており，チューブ留置による穿孔残存率（短期留置型チューブ2.2％，長期留置型チューブ16.6％）と比較するとかなり低いと考える。

　以上より，小児滲出性中耳炎における切開刀による鼓膜切開術単独治療は，中耳貯留液や聴力に関しては長期的な治療効果は認められず，レーザー鼓膜切開術の治療効果は鼓膜換気チューブ留置術よりは劣るものの切開刀によるものより優れていると考える。ただし，レーザー鼓膜切開術は，保険診療におけるレーザー加算はない。

　鼓膜切開術では切開部が短期間で閉鎖するため，長期予後の改善目的には適さないが，診断・治療方針の決定に際して行うことを否定するものではない。耳小骨奇形や先天性真珠腫などを合併する中耳病変や感音難聴の診断のために有効な場合がある。小児滲出性中耳炎では患児本人や保護者が難聴に気づいていないこともあるため，鼓膜切開術によって数日間であっても聴こえの改善を自覚できる場合がある。患児や保護者の難聴への気づきは，その後の適切な経過観察・治療を受けるための動機づけになる可能性がある。

　鼓膜切開術は，耳鼻咽喉科医が外来診療内で鼓膜麻酔下に実施でき，前述のように診断・治療方針の決定の他，滲出性中耳炎による聴力悪化に対して即効性の効果は期待できる治療法であるが，小児に対して行う侵襲的な手技であり，患児と保護者に対して十分な説明が必要であることはいうまでもない。鼓膜切開術は，安全性のために処置用顕微鏡などの拡大視下で実施する。鼓膜切開の部位としては，耳小骨連鎖への影響が少ない前下象限が推奨される。しかし，稀ではあるが内頸動脈鼓室内走行異常（Windfuhr 2004[13]，Schutt et al. 2013[14]）が前下象限に存在する場合や，中耳に高位頸静脈球が認められる場合もある（Subotić 1979[15]，Woo et al. 2012[16]）。通常は拍動が観察されたり，血管が鼓膜から透見されるが，中耳貯留液や児の啼泣や激しい体動のために確認困難な場合もあり，鼓膜切開時には注意が必要である。

参考文献

1) Berkman ND, Wallace IF, Steiner MJ, et al. Otitis Media With Effusion：Comparative Effectiveness of Treatments. Rockville MD：Agency for Healthcare Research and Quality (US)；2013 May. Report No. 13-EHC091-EF.

2) Mandel EM, Rockette HE, Bluestone CD, et al. Myringotomy with and without tympanostomy tubes for chronic otitis media with effusion. Arch Otolaryngol Head Neck Surg. 1989；115 (10)：1217-24.

3) Black NA, Sanderson CF, Freeland AP, et al. A randomised controlled trial of surgery for glue ear. BMJ. 1990；300 (6739)：1551-6.

4) Mandel EM, Rockette HE, Bluestone CD, et al. Efficacy of myringotomy with and without tympanostomy tubes for chronic otitis media with effusion. Pediatr Infect Dis J. 1992；11 (4)：270-7.

5) Rosenfeld RM, Shin JJ, Schwartz SR, et al. Clinical Practice Guideline：Otitis Media with Effusion (Update). Otolaryngol Head Neck Surg. 2016；154 (1 Suppl)：S1-41.

6) National Collaborating Centre for Women's and Children's Health (UK). Surgical Management of Otitis Media with Effusion in Children. National Institute for Health and Clinical Excellence (NICE)：guideline, RCOG Press；2008.

7) Sedlmaier B, Jivanjee A, Gutzler R, et al. Ventilation time of the middle ear in otitis media with effusion (OME) after CO2 laser myringotomy. Laryngoscope. 2002；112：661-8.

8) Koopman JP, Reuchlin AG, Kummer EE, et al. Laser myringotomy versus ventilation tubes in children with otitis media with effusion：a randomized trial. Laryngoscope. 2004；114：844-9.

9) Zong S, Wen Y, Guan Y, et al. Efficacy of laser myringotomy compared with incisional myringotomy for the treatment of otitis media with effusion in pediatric patients：a systematic review. Int J Pediatr Otorhinolaryngol. 2019；123：181-6.

10) D'Eredita R, Shah UK. Contact diode laser myringotomy for medium-duration middle ear ventilation in children. Int J Pediatr Otorhinolaryngol. 2006；70：1077-80.

11) Yousaf M, Malik SA, Zada B. Laser and incisional myringotomy in children with otitis media with effusion. J Ayub Mek Coll Abaottabad. 2014；26：441-4.

12) Yousaf M, Malik SA, Haroon T. Laser myringotomy versus tubes in otitis media with effusion. J Ayub Mek Coll Abaottabad. 2016；28：773-5.

13) Windfuhr JP. Aberrant internal carotid artery in the middle ear. Ann Otol Rhinol Laryngol Suppl. 2004；192：1-16.

14) Schutt C, Dissanaike S, Marchbanks J. Case report：inadvertent carotid artery injury during myringotomy as a result of carotid artery dehiscence. Ear Nose Throat J. 2013；92：E35-7.

15) Subotić R. The high position of the jugular bulb. Acta Otolaryngol. 1979；87：340-4.

16) Woo CK, Wie CE, Park SH, et al. Radiologic analysis of high jugular bulb by computed tomography. Otol Neurotol. 2012；33：1283-7.

CQ　6　鼓膜換気チューブ留置術はどのような症例に適応となるか

推奨

発症あるいは診断から3カ月以上遷延する，両側性の小児滲出性中耳炎症例で下記のような症例に適応となる (p.xii：小児滲出性中耳炎の診療アルゴリズム，p.39：図3-1診療アルゴリズム参照) (一側性の症例についてはp.67：第3章-CQ10参照)。

①鼓膜のアテレクタシスや癒着などの病的変化 (p.vii：巻頭資料Ⅱ・カラー付図13～16参照) が出現した場合

推奨の強さ：強く推奨　　エビデンスの質：B

②良聴耳の聴力が30dBを超える聴力障害を示す場合

推奨の強さ：推奨　　エビデンスの質：B

③滲出性中耳炎の関与が疑われる言語発達遅滞，学業面での遅れ，行動面での問題，前庭症状，活動性の低下，耳の不快感，QOLの低下などを認める場合
ただし，発達障害によるこれらの症状を除く。

推奨の強さ：推奨　　エビデンスの質：B

【背景】

　小児滲出性中耳炎は自然治癒を期待できる疾患である。しかし，中耳炎が遷延化した場合，難聴が持続し聴力に関わる小児の発達に負の影響を及ぼす可能性がある。また，中耳炎により鼓膜に高度の病的変化が生じた場合，癒着性あるいは真珠腫性中耳炎を引き起こすことが危惧される。

【益と害の評価】

・患者が受ける利益：難聴による小児の発達への影響が軽減される。他の中耳炎（急性中耳炎，癒着性中耳炎，真珠腫性中耳炎）への移行頻度が減少する。

・患者が受ける害・不利益：鼓膜麻酔下に行う場合は手術時の疼痛や不快，身体拘束など。全身麻酔下に行う場合は全身麻酔のリスク。チューブ留置中の耳漏，チューブ脱落，抜去後の鼓膜穿孔や硬化病変，チューブの鼓室内への脱落などの有害事象。医療経済的負担（鼓膜換気チューブ留置ならびに通院・保存治療を続ける場合のコスト）。水泳での制限，耳栓の必要性など。

・手術手技のコスト：K309 鼓膜（排液，換気）チューブ留置術

・益と害のバランス：短期型チューブ (p.55：**付記参照**) を選択することにより，上記の有害事象が減少し，益は害より大きい。

・患者の希望：十分な説明と同意が必要である。

・例外規定：本項における対象は，ダウン症や口蓋裂などを伴わない症例である。

【解説】

　小児滲出性中耳炎に対する鼓膜換気チューブ留置術（チューブ留置）の有効性に関して，ランダム化比較試験（RCT）に関する3つのシステマティックレビューが報告されている

（Browning et al. 2010[1]），Hellström et al. 2011[2]，Berkman et al. 2013[3]）。今回の文献検索では，最も新しいBerkmanらのシステマティックレビューに採用されたRCT以降には，チューブ留置に関して新たなRCTの報告は認められなかった。

　Hellströmら，Browningetらの報告ではメタアナリシス（統計学的な効果指標の統合値の推定）は行わず，定性的に研究結果を評価している。これらのシステマティックレビューで採用されたRCTは，1～12歳の主に2～3カ月以上遷延する両側性滲出性中耳炎を対象として，チューブ留置と鼓膜切開あるいは待機療法（一定期間の経過観察の後は必要があれば鼓膜換気チューブを留置する方針）を比較する検討を行っている。

　チューブ留置の合併症に関しては，Kayらが小児滲出性中耳炎の観察研究やRCTにおける合併症・続発症の発症率を統合するメタアナリシスを行っている（Kay et al. 2001[4]）。

　本項においては，これらのシステマティックレビュー・メタアナリシスの結果を中心に小児滲出性中耳炎に対するチューブ留置の効果と害のエビデンスを包括的に評価し，CQに対する推奨を作成する。

1) 鼓膜換気チューブ留置術の効果

　チューブ留置で得られる利益は，中耳滲出液の消失，聴力を含め滲出性中耳炎の関与する症状の改善である。

　聴力は，小児滲出性中耳炎の最も重要と考えられるアウトカムである。Browningらは，滲出性中耳炎患児ごとにランダム割付を行うRCTのメタアナリシスを行い，チューブ留置は，術後3カ月と術後6～9カ月での聴力が11.9dBと待機療法よりも4.2dB良好であったが，術後12カ月と術後18カ月での聴力差は0.41dB，0.02dBであり，統計学的に有意な差を認めなかったと報告している（Browning et al. 2010[1]）。また，両側性滲出性中耳炎に対して片耳ごとにランダム割付を行った3つの研究のメタアナリシスでも，チューブ留置は，術後4～6カ月と術後7～12カ月での聴力が10.1dBと待機療法/鼓膜切開よりも5.2dB良好であったが，術後24カ月での聴力差は2.1dBであり，統計学的に有意差を認めなかった（Browning et al. 2010[1]）。Hellströmらも，8つのRCTを定性的に統合し，チューブ留置は，チューブ留置を行わない場合よりも9カ月までは聴力が良好でその後その差は徐々に小さくなり，長期間の効果は不明であると結論づけている（Hellström et al. 2011[2]）。

　小児滲出性中耳炎の臨床病態そのものである中耳貯留液に対するチューブ留置の効果も検討されている。Browningらは，複数の研究結果のメタアナリシスによって，チューブ留置後1年間あるいは2年間に中耳貯留液が認められた期間の割合を推定している（Browning et al. 2010[1]）。個々の研究においてチューブ留置後1年間に中耳貯留液が認められた期間の割合は，チューブ留置と鼓膜切開術/待機療法でそれぞれ17～36％，48～70％であった（Mandel et al. 1992[5]，Rovers et al. 2000[6]，Paradise et al. 2001[7]）。これらの研究結果を統合すると，チューブ留置は鼓膜切開術/待機療法よりも術後1年間に中耳貯留液が認められた期間の割合が，32％少なかった（Browning et al. 2010[1]）。同様に，個々の研究において術後2年間に中耳貯留液が認められた期間の割合は，チューブ留置と鼓膜切開術/待機療法でそれぞれ30～35％，40～51％であった（Gates et al. 1987[8]，Mandel et al. 1992[5]，Paradise et al.

2001[7]）。これらの研究結果を統合すると，チューブ留置は鼓膜切開術/待機療法よりも術後2年間に中耳貯留液が認められた期間の割合が，13％少なかった（Browning et al. 2010[1]）。

経過中の急性中耳炎の発症頻度に関しては，1編のRCTが認められるのみで，チューブ留置，鼓膜切開術，手術非実施の術後3年間の観察で，患児1人当たり1年間の急性中耳炎の発症回数はそれぞれ，0.18回，0.58回，0.38回であった（Mandel et al. 1989[9]）。

言語理解と言語表出に関しては，それぞれ3編の研究（患児の平均年齢：1.6〜3.3歳）がシステマティックレビューにおいて検討されている（Browning et al. 2010[1]）。これらのRCTのメタアナリシスの結果，言語の理解，表出とも術後6〜9カ月時点には統計学的に有意な差は認められなかった（Maw et al. 1999[10]，Rach et al. 1991[11]，Rovers et al. 2000[12]，Browning et al. 2010[1]）。Paradiseらは，2カ月〜3歳の両側性滲出性中耳炎児の3歳時点での語彙発達と認知機能，6歳時点の語彙発達，知能，聴覚処理，9〜11歳時点での学習における言語発達，聴覚処理，音韻認識を評価したが，両群間に有意な差は認めなかった（Paradise et al. 2001[7]，2005[13]，2007[14]）。さらにHallらは，MawらのRCTの対象児を長期に追跡した。その結果，4.5歳時における教師の評価による言語発達は，チューブ留置群が待機療法群に比べて調整オッズ3.45と良好であったが，8歳時の言語発達検査では両群間に統計学的に有意な差は認めなかったことを報告している（Hall et al. 2009[15]，Berkman et al. 2013[3]）。

行動面に関するチューブ留置の効果は，2編のRCTで評価されている。Wilksらの報告によれば，行動チェックリストを用いて評価したところ，行動面に問題があった小児の割合は術後9カ月の時点でチューブ留置群（30％）が待機療法群（47％）よりも有意に少なかったが，18カ月の時点では両群間に差を認めなかった（Wilks et al. 2000[16]）。もう一つのRCTでは，介入対象児が3歳，6歳，9〜11歳の時点で行動チェックリストによる評価を行っているが，チューブ留置群と待機療法群に差は認めていない（Paradise et al. 2001[7]，2005[13]，2007[14]）。

患児のQOLに関しては，RoversらのRCTにおいて，1〜4歳児向けの包括的QOL尺度であるTNO-AZL Infant Quality of Life（TAIQOL）を用いて評価しているが，1〜2歳の滲出性中耳炎患児においてチューブ留置と待機療法の間に6カ月，12カ月時点でQOLに統計学的に有意な差を認めなかった（Rovers et al. 2001[17]）。

2) 鼓膜換気チューブ留置術の害

チューブ留置に伴う害は，さまざまなチューブの合併症・後遺症（耳漏，肉芽形成，鼓膜硬化，部分的な鼓膜の陥凹，真珠腫形成，永久穿孔の残存，耳小骨の損傷，高位頸静脈球の損傷，チューブの鼓室内脱落など），全身麻酔に伴う合併症，鼓膜麻酔の場合手技に伴う不安や不快感，チューブ留置に関する医療費などである。

中耳炎に対するチューブ留置の短期間の有害事象に関しては，Kayらが，観察研究70編とRCT 64編からシステマティックレビューを行っている（Kay et al. 2001[4]）。チューブ留置後は，一過性の耳漏が術後4週までに患者の16％（長期的には26.1％）に生じ，術後3カ月以上続く慢性の耳漏が3.8％，再発性の耳漏が7.4％，チューブ抜去の必要がある耳漏が4.0％（その87％が長期留置型チューブを使用）の患児にみられた。また，Knutssonらによ

る800耳のRCTでも，13.8％に感染が生じ（2回以上の感染は3.1％），シリコン製のチューブで感染が少なかったことを報告している（Knutsson et al. 2018[18]）。

　耳漏以外のチューブ留置中の有害事象の発症率は，チューブ閉塞が6.9％，処置の不要な肉芽が4.2％，処置（チューブ抜去，肉芽除去）の必要な肉芽が1.8％，早期チューブ脱落が3.9％，鼓室内脱落が0.5％であった。

　チューブ抜去後の鼓膜の変化に関しては，鼓膜硬化31.7％，チューブ部位の萎縮・陥凹24.6％，鼓膜緊張部のポケット形成3.1％であった。チューブ抜去後の永久鼓膜穿孔は，短期留置型，長期留置型チューブで各々2.2％，16.6％であった。また，真珠腫の形成は前者が0.8％，後者が1.4％であった（Kay et al. 2001[4]）。なお，チューブ留置の合併症としての真珠腫形成については，「**第3章-CQ7付記2**」（p.59）も参照のこと。

　また，Kayらはチューブ留置後の鼓膜変化に関する相対リスクをメタアナリシスによって推定している。鼓膜の萎縮・陥凹は，チューブ留置vs手術非実施・鼓膜切開術で1.7（n＝10研究），鼓膜硬化は，チューブ留置vs手術非実施・鼓膜切開術で3.5（n＝13研究）であった。鼓膜の萎縮・陥凹のアウトカムでは95％ CIの下限が1.0に近いため，実質的な差がない可能性もある。Brancoらによる156名297耳の調査では，鼓膜硬化は35.7％にみられた（Branco et al. 2017[19]）。これは，中耳炎（$P=0.001$）や耳漏（$P=0.0029$）の回数が多ければ生じやすく，チューブ留置期間が12カ月未満であれば生じにくい（$P=0.009$）としている。

　チューブ留置後の10年以上の長期経過における聴力に関しては，2編のコホート研究が認められた。1編はバースコホート研究で，18歳時点での聴力レベルでは幼少時にチューブ留置の既往があると，チューブ留置の既往がない場合に比べて，5〜10dBの聴力低下の傾向を示した（de Beer et al. 2004[20]）。もう1編のコホート研究では，幼少時に両側滲出性中耳炎で一側にチューブ留置，もう一側に鼓膜切開術を受けた224名の25年後の聴力の評価で，左右の耳に聴力レベルの差は認められなかった（Cayé-Thomasen et al. 2008[21]）。チューブ留置の長期経過後の聴力への影響は一定の結論は得られていない（Browning et al. 2010[1]）。

3) 推奨に関する判断

　チューブ留置の適応に関する推奨を判断するにあたり，前述のチューブ留置の効果と害に加えて，本疾患の特性も考慮しなければならない。

　本委員会では，小児滲出性中耳炎による聴力レベルへの影響は正常から中等度の難聴まで幅広く（p.28：**第2章-4参照**），自然治癒の可能性もあるため一定期間の経過観察が望ましいと考える（p.40：**第3章-CQ1参照**）。しかし，3カ月を超えて遷延化する両側性滲出性中耳炎で，良聴耳の聴力レベルが30dBを超える場合，鼓膜アテレクタシスや癒着などの病的変化（p.iii：**巻頭資料I・図4参照**）が出現した場合，滲出性中耳炎の関与が疑われる言語発達遅滞や学業面での遅れなどを認める場合には，速やかにチューブ留置を行うことを推奨する。これは，小児滲出性中耳炎は自然寛解する可能性はあるものの，難聴を相当の期間放置しておくことは，患児の学習，情緒，コミュニケーション能力などの発達にとって無視することのできない負の影響を与える可能性があり，また，鼓膜に不可逆的変化が生じ癒着性中耳炎や真珠腫性中耳炎が発症した場合（p.18：**第1章-19**，p.69：**第3章-追補CQ参照**），治

療はより困難となり，患児は生涯にわたり聴覚の問題を抱えることになる，との判断に基づくものである。

　一方で，聴力レベルが25〜30 dBの症例や，発症あるいは診断から3カ月未満でも難治化する要因（乳突蜂巣の発育不良など。p.35：**第2章-9参照**），滲出性中耳炎の関与が疑われる明らかな言語発達遅滞や学業面での遅れなどがみられる症例は，チューブ留置を行ってもよいが，全例に早急にチューブ留置を行う利益があるわけではないと考える。これは，チューブ留置によって聴力改善効果が期待される期間がおよそ6〜9カ月間であるとの高いエビデンスが示されており（Browning et al. 2010[1]），術後の合併症や後遺症などの害もより慎重に考えなければならない，との判断に基づくものである。一側性の滲出性中耳炎については，後述の「**第3章-CQ10**」（p.67）を参照。

　チューブ留置が有効な鼓膜の病的変化について，定量的な判定基準を示せるエビデンスはないが，後遺症につながると考えられる鼓膜の異常所見として次のような変化が挙げられる（専門家の意見Good practice point：GPP）。すなわち，鼓膜緊張部もしくは弛緩部の高度な内陥，耳小骨の破壊，癒着性の鼓膜内陥などである（Rosenfeld et al. 2004[27]，2013[28]）。

　また，「**第1章-19**」（p.18）で述べた「鼻すすり癖」による難治性滲出性中耳炎のなかで，鼻すすりを中止できない症例に対しては，チューブ留置が中耳貯留液への対策，ならびに鼓膜陥凹や真珠腫性中耳炎への進展の予防に有力なことがある（本庄 1994[29]，Ikeda et al. 2011[30]）。

　いずれの場合においても，難聴の程度や難聴以外の症状，鼓膜所見，持続期間，患児本人・保護者の意向，治療に要する医療費などを総合的に判断して，チューブ留置を行うかどうかを決定するプロセスを保護者と共有すべきである。

付記　鼓膜換気チューブの選択について

　鼓膜換気チューブには，短期留置型チューブと長期留置型チューブがある（**図3-3**）。チューブが鼓膜に留まっている期間はさまざまだが，短期留置型チューブでは平均8〜16カ月で自然脱落し鼓膜穿孔も自然閉鎖することが多いので，穿孔残存率は2％程度である（Kay et al. 2001[4]，Berkman et al. 2013[3]）。一方，長期留置型チューブは15カ月以上の鼓膜への留置を目的としており，平均18カ月〜3年間で脱落するが，抜去が必要となることも多い（Rosenfeld et al. 2003[31]，Berkman et al. 2013[3]）。長期留置型チューブは，短期留置型チューブに比べて耳漏を生じることも多く，穿孔残存率も17％と高い（Kay et al. 2001[4]）。

　チューブ留置の治療効果に関するRCTでは，多くの場合，短期留置型チューブが使用されている（Browning et al. 2010[1]）。よって，難治化リスクを伴わない通常の小児滲出性中耳炎症例における1回目のチューブ留置では，短期留置型チューブを第一選択とすべきである。チューブ脱落後に20〜50％の症例で滲出性中耳炎の再発を認め，3年以内にチューブの再留置が必要になるが（Mandel et al. 1989[9]，Mandel et al. 1992[5]，Boston et al. 2003[32]），このことは50〜80％の症例では1回の短期留置型チューブ留置で，後遺症なく治癒に至らしめることができることを意味している。初回手術でも難治性で長期留置の必要性が考えられる場合には，長期留置型チューブの留置を考慮する（Knutsson et al. 2018[18]）。

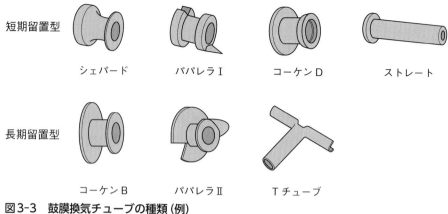

短期留置型

シェパード　　パパレラⅠ　　コーケンD　　ストレート

長期留置型

コーケンB　　パパレラⅡ　　Tチューブ

図3-3　鼓膜換気チューブの種類（例）

　また，鼓膜の接着（アテレクタシス），癒着性中耳炎などの鼓膜の病的変化を示す症例に関しては，癒着性中耳炎の**「第3章-追補CQ」**（p.69）参照。

参考文献

1) Browning GG, Rovers MM, Williamson I, et al. Grommets（ventilation tubes）for hearing loss associated with otitis media with effusion in children. Cochrane Database Syst Rev. 2010（10）：CD001801.
2) Hellström S, Groth A, Jörgensen F, et al. Ventilation tube treatment：a systematic review of the literature. Otolaryngol Head Neck Surg. 2011；145（3）：383-95.
3) Berkman ND, Wallace IF, Steiner MJ, et al. Otitis Media With Effusion：Comparative Effectiveness of Treatments［Internet］. Rockville（MD）：Agency for Healthcare Research and Quality（US）；2013 May. Report No.：13-EHC091-EF.
4) Kay DJ, Nelson M, Rosenfeld RM. Meta-analysis of tympanostomy tube sequelae. Otolaryngol Head Neck Surg. 2001；124（4）：374-80.
5) Mandel EM, Rockette HE, Bluestone CD, et al. Efficacy of myringotomy with and without tympanostomy tubes for chronic otitis media with effusion. Pediatric Infectious Disease Journal 1992；11（4）：270-7.
6) Rovers MM, Straatman H, Ingels K, et al. The effect of ventilation tubes on language development in infants with otitis media with effusion：a randomized trial. Pediatrics 2000；106（3）：e42（1-8）.
7) Paradise JL, Feldman HM, Campbell TF, et al. Effect of early or delayed insertion of tympanostomy tubes for persistent otitis media on developmental outcomes at the age of three years. N Eng J Med. 2001；344（16）：1179-87.
8) Gates GA, Avery CA, Prihoda TJ, et al. Effectiveness of adenoidectomy and tympanostomy tubes in the treatment of chronic otitis media with effusion. N Eng J Med. 1987；317（23）：1444-51.
9) Mandel EM, Rockette HE, Bluestone CD, et al. Myringotomy with and without tympanostomy tubes for chronic otitis media with effusion. Arch Otolaryngol Head Neck Surg. 1989；115（10）：1217-24.
10) Maw R, Wilks J, Harvey I, et al. Early surgery compared with watchful waiting for glue ear and effect on language development in preschool children：a randomised trial. Lancet. 1999；353（9157）：960-3. Erratum in：Lancet. 1999；354（9187）：1392.
11) Rach GH, Zielhuis GA, van Baarle PW, et al. The effect of treatment with ventilating tubes on language development in preschool children with otitis media with effusion. Clin Otolaryngol Allied Sci. 1991；16（2）：128-32.
12) Rovers MM, Straatman H, Ingels K, et al. The effect of ventilation tubes on language development in infants with otitis media with effusion：a randomized trial. Pediatrics 2000；106（3）：e42（1-8）.
13) Paradise JL, Campbell TF, Dollaghan CA, et al. Developmental outcomes after early or delayed insertion of tympanostomy tubes. N Engl J Med. 2005；353（6）：576-86.

14) Paradise JL, Feldman HM, Campbell TF, et al. Tympanostomy tubes and developmental outcomes at 9 to 11 years of age. N Engl J Med. 2007；356（3）：248-61.

15) Hall AJ, Maw AR, Steer CD. Developmental outcomes in early compared with delayed surgery for glue ear up to age 7 years：a randomised controlled trial. Clinical Otolaryngology. 2009；34：12-20.

16) Wilks J, Maw R, Peters TJ, et al. Randomised controlled trial of early surgery versus watchful waiting for glue ear：the effect on behavioural problems in pre-school children. Clin Otolaryngol Allied Sci. 2000；25（3）：209-14.

17) Rovers MM, Krabbe PF, Straatman H, et al. Randomised controlled trial of the effect of ventilation tubes（grommets）on quality of life at age 1-2 years. Arch Dis Child. 2001；84（1）：45-9.

18) Knutsson J, Priwin C, Hessén-Söderman AC, et al. A randomized study of four different types of tympanostomy ventilation tubes-Full-term follow-up. Int J Pediatr Otorhinolaryngol. 2018；107：140-4.

19) Branco C, Monteiro D, Paço J. Predictive factors for the appearance of myringosclerosis after myringotomy with ventilation tube placement：randomized study. Eur Arch Otorhinolaryngol. 2017；274（1）：79-84.

20) de Beer BA, Snik AF, Schilder AGM, et al. Hearing loss in young adults who had ventilation tube insertion in childhood. Ann Otol Rhinol Laryngol. 2004；113（6）：438-44.

21) Cayé-Thomasen P, Stangerup SE, Jorgensen G, et al. Myringotomy versus ventilation tubes in secretory otitis media：eardrum pathology, hearing, and Eustachian tube function 25 years after treatment. Otol Neurotol. 2008；29（5）：649-57.

22) Dempster JH, Browning GG, Gatehouse SG. A randomized study of the surgical management of children with persistent otitis media with effusion associated with a hearing impairment. J Laryngolo Otol. 1993；107（4）：284-9.

23) MRC Multicentre Otitis Media Study Group. Adjuvant adenoidectomy in persistent bilateral otitis media with effusion：hearing and revision surgery outcomes through 2 years in the TARGET randomised trial. Clin Otolaryngol. 2012；37（2）：107-16.

24) Johnston LC, Feldman HM, Paradise JL, et al. Tympanic membrane abnormalities and hearing levels at the ages of 5 and 6 years in relation to persistent otitis media and tympanostomy tube insertion in the first 3 years of life：a prospective study incorporating a randomized clinical trial. Pediatrics. 2004；114（1）：e58-67.

25) Maw AR, Bawden R. The long term outcome of secretory otitis media in children and the effects of surgical treatment：a ten year study. Acta Otorhinolaryngol Belg. 1994；48（4）：317-24.

26) Ingels K, Rovers MM, Van der wild GJ, et al. Ventilation tubes in infants increase the risk of otorrhoea and the usage of antibiotics. B-ENT. 2005；1（4）：173-6.

27) Rosenfeld RM, Culpepper L, Doyle KJ, et al；American Academy of Pediatrics Subcommittee on Otitis Media with Effusion；American Academy of Family Physicians；American Academy of Otolaryngology--Head and Neck Surgery. Clinical practice guideline：Otitis media with effusion. Otolaryngol Head Neck Surg. 2004；130（5 Suppl）：S95-118.

28) Rosenfeld RM, Schwartz SR, Pynnonen MA, et al. Clinical practice guideline：Tympanostomy tubes in children. Otolaryngol Head Neck Surg. 2013；149（1 Suppl）：S1-35.

29) 本庄厳．SCOM-009 滲出性中耳炎の正しい取扱い．金原出版，1994，pp105-36.

30) Ikeda R, Oshima T, Oshima H, et al. Management of patulous eustachain tube with habitual sniffing. Otol Neurotol. 2011；32（5）：790-3.

31) Rosenfeld RM, Bluestone CD. Evidence-Based Otitis Media（2nd ed.），Hamilton, London, BC Decker, 2003.

32) Boston M, McCook J, Burke B, et al. Incidence of and risk factors for additional tympanostomy tube insertion in children. Arch Otolaryngol Head Neck Surg. 2003；129（3）：293-6.

33) Mokhtarinejad F, Okhovat SA, Barzegar F. Surgical and hearing results of the circumferential subannular grafting technique in tympanoplasty：a randomizedclinical study. Am J Otolaryngol. 2012；33（1）：75-9.

34) 丸山裕美子，飯野ゆき子，吉崎智一．難治性滲出性中耳炎および鼓膜アテレクターシスに対するSubannular tubeの効果．小児耳鼻．2016；37（1）：11-9.

35) 民井智，新鍋晶浩，金沢弘美，他．病的内陥鼓膜に対するSubannular tubeの有用性．小児耳鼻．2018；39（1）：32-8.

CQ 7　鼓膜換気チューブの術後管理はどのように行うか

推奨

術後早期，ならびに定期的（最長で4～6カ月に1度）に鼓膜換気チューブの留置状態を観察し，聴力評価を行うことを推奨する。鼓膜換気チューブ脱落後には再発の有無と追加治療（チューブ再留置）が必要か，経過観察が必要である。

推奨の強さ：強い推奨　　エビデンスの質：A

【背景】

　鼓膜換気チューブ留置（チューブ留置）術後は，治療効果の確認，チューブ留置中の合併症への対応，滲出性中耳炎の治癒の確認，チューブ留置による後遺症への対応が必要である。

【益と害の評価】

・患者が受ける利益：難聴など小児への影響が軽減される。チューブ留置による合併症の頻度が減少する。
・患者が受ける害・不利益：通院に伴う身体的・時間的・経済的負担。
・益と害のバランス：適切な術後管理を行うことにより，益は害より大きい。
・患者の希望：十分な説明と同意が必要である。
・例外規定：特になし。

【解説】

　チューブ留置中の経過観察の受診間隔は，地域の医療供給体制と個々の患児の疾患状態によっても異なるため一律の基準を定めることは困難である。そのような前提を踏まえてではあるが，本委員会では，術後早期に鼓膜・チューブの観察と聴力を含めた治療効果の評価，その後最長でも4～6カ月に1度の定期的な鼓膜・チューブの観察と聴力を含めた治療効果の評価を推奨する。患児とその保護者に対しては，鼓膜換気チューブに問題（自然脱落後の滲出性中耳炎再発やチューブ留置後感染による耳漏など）が発生したときには異常を感じ取ることができるので，そのような場合は再診するように指導すべきである。チューブの脱落・抜去後は，滲出性中耳炎の再発の有無と追加治療（チューブ再留置）の必要性についてさらなる経過観察が必要である。チューブ脱落後1～3カ月以内には鼓膜の状態を観察し後遺症の有無を確認し，チューブ脱落後1～12カ月後には滲出性中耳炎が治癒し再手術の必要がないことを確認するための最終評価を行うべきである。

　小児滲出性中耳炎が他の原因による難聴に合併している場合，チューブ留置によっても聴力が十分に改善しないことがある（p.67：**第3章-CQ10**，p.68：**表3-1参照**）。術後早期に聴力の改善を確認し，改善不良な場合はその他の難聴を来す原因について検討すべきである。

　経過観察中に，鼓膜換気チューブの視認が困難，聴力低下の可能性が疑われる，または下記に述べるような鼓膜換気チューブ合併症がみられるなどの場合には，高次医療機関への受診を検討する。注意すべき鼓膜換気チューブ合併症とは，処置の必要なチューブの閉塞，保

存的治療では改善しない反復性/遷延性の耳漏，チューブ留置部の肉芽形成，穿孔拡大，鼓室内へのチューブの落下，などである（Rosenfeld et al. 2013[1]，Moualed et al. 2016[2]，Venekamp et al. 2016[3]）。

　チューブ脱落後の後遺症として，鼓膜硬化，鼓膜穿孔の残存，鼓膜の萎縮や陥凹，真珠腫形成（**付記2参照**）などが挙げられる（Kay et al. 2001[4]）。特に鼓膜穿孔が残存した場合，その大きさによっては聴力低下の原因となり，小穿孔であっても鼓室内感染の原因となり得る。閉鎖の必要な鼓膜穿孔や鼓膜の病的変化，真珠腫の形成が認められた場合も，高次医療機関への受診が必要になる。

　これら鼓膜換気チューブの合併症，後遺症に関しては「**第3章-CQ6, 8**」（pp.51, 60）も参照のこと。

付記1　鼓膜換気チューブ留置後の入浴や水泳に関する指導

　鼓膜換気チューブ留置中の水泳時に，耳栓の常時使用を勧めるべきではない。Carbonellらは，2編のRCTと9つのコホート研究の結果を統合し，水泳中の耳栓や水泳後の予防的抗菌薬の点耳を行っても，急性中耳炎のリスクは減少しないとの結果を報告した（Carbonell et al. 2002[5]）。また，Goldsteinらは，両側チューブ留置を受けた滲出性中耳炎患児（201名）を対象に入浴や水泳時の耳栓使用の有無でランダム割付を行った比較試験を実施し，常時耳栓を使用することで耳漏の頻度を有意に低下させることを報告した（Goldstein et al. 2005[6]）。しかしその有効性は限られたものであり，常時の耳栓装用によって耳漏の頻度を56％から47％に減少させるが，これは1度の耳漏のエピソードを防ぐために2.8年間の常時の耳栓装用が必要であることを示している（Goldstein et al. 2005[6]，Rosenfeld et al. 2013[1]）。

　患児に過度な行動制限を行わないために，常時の耳栓装用を勧めるべきではない。感染の機会の高まる湖や海での水泳や，プールでの深い潜水，バスタブでの潜水などの行為は避けるように指導すべきであるが，これらを避けることができない場合，また反復する耳漏のある症例や，プールに入ると耳痛を訴えたり耳漏が出現する小児には耳栓の使用を指導すべきである。

付記2　鼓膜換気チューブ留置の合併症としての真珠腫形成

　チューブ留置後の合併症として脆弱化した鼓膜の陥凹部から，あるいは作成した穿孔縁からの上皮侵入によって真珠腫が発生することがある（Vlastarakos et al. 2007[7]）。

　チューブ留置後の真珠腫発生率は諸家の報告を平均すると約1％とされ，耳管機能障害例における真珠腫形成頻度よりは低いとされる（Kay et al. 2001[4]，Vlastarakos et al. 2007[7]）。Golzらは，小児滲出性中耳炎でチューブ留置を受けた2829例（5575耳）を後方視的に検討している。正常な鼓膜の内側，もしくは鼓膜留置部分の穿孔周囲に生じた真珠腫をチューブ留置に伴う真珠腫とした場合，1.1％（62耳）の発生率であり，5歳未満でチューブ留置を受けた場合，ならびに過去に3回以上の留置術を受けた例に発生率が有意に高いと報告している（Golz et al. 1999[8]）。

　Spilsburyらによる大規模なコホート研究では，少なくとも1回のチューブ留置を受けた

既往のある45,980例の小児のなかで，460例が真珠腫に進展している。その発生時期は最後にチューブ留置を受けてから平均3.8年後であったと報告されている。さらに真珠腫進展のリスク因子に関する解析では，口蓋裂のない小児ではチューブ留置の回数が増えるほど真珠腫発生の危険は高く，例えばチューブ留置を4回受けた例は1回しか受けていない例の5.6倍になると報告されている。数回のチューブ留置を受けている小児は，特に真珠腫への移行がないか，注意深く経過観察する必要がある。一方で，口蓋裂のある小児における真珠腫発生率は4.3％と高いものの，チューブ留置回数の増加はハザード比の上昇につながらず，口蓋裂の場合はチューブ留置よりも耳管機能低下がより強く関与している可能性がある（Spilsbury et al. 2010[9]）。

参考文献

1) Rosenfeld RM, Schwartz SR, Pynnonen MA, et al. Clinical practice guideline：Tympanostomy tubes in children. Otolaryngol Head Neck Surg. 2013；149（1 Suppl）：S1-35.

2) Moualed D, Masterson L, Kumar S, et al. Water precautions for prevention of infection in children with ventilation tubes（grommets）. Cochrane Database Syst Rev. 2016（1）：CD010375.

3) Venekamp RP, Burton MJ, van Dongen TM, et al. Antibiotics for otitis media with effusion in children. Cochrane Database Syst Rev. 2016（6）：CD009163.

4) Kay DJ, Nelson M, Rosenfeld RM. Meta-analysis of tympanostomy tube sequelae. Otolaryngol Head Neck Surg. 2001；124（4）：374-80.

5) Carbonell R, Ruíz-García V. Ventilation tubes after surgery for otitis media with effusion or acute otitis media and swimming. Systematic review and meta-analysis. Int J Pediatr Otorhinolaryngol. 2002；66（3）：281-9.

6) Goldstein NA, Mandel EM, Kurs-Lasky M, et al. Water precautions and tympanostomy tubes：a randomized, controlled trial. Laryngoscope. 2005；115（2）：324-30.

7) Vlastarakos PV, Nikolopoulos TP, Korres S, et al. Grommets in otits media with effusion：the most frequent operation in children. But is it associated with significant complications? Eur J Pediatr. 2007；166（5）：385-91.

8) Golz A, Goldenberg D, Netzer A, et al：Cholesteatomas associated with ventilation tube insertion. Arch Otolaryngol Head Neck Surg. 1999；125（7）：754-7.

9) Spilsbury K, Miller I, Semmens JB, et al：Factors associated with developing cholesteatoma：a study of 45,980 children with middle ear disease. Laryngoscope. 2010；120（3）：625-30.

CQ 8 鼓膜換気チューブはいつまで留置すべきか

（推奨）

難治化のリスクを伴わない例では，留置は通常2年程度とする。また，保存的治療中に難治性の耳漏や，チューブ留置部の炎症性変化（肉芽形成）が強いときにも抜去を検討すべきである。

推奨の強さ：推奨　　エビデンスの質：C

【背景】

小児滲出性中耳炎に対しては，理論的にはより長期間のチューブ留置が望ましいと考えられるが，長期間のチューブ留置は後遺症のリスクを高めることになる。

【益と害の評価】

・患者が受ける利益：適切な時期に鼓膜換気チューブを抜去することにより，滲出性中耳炎

の再発頻度が減少し，チューブ留置による合併症が減少する。

・患者が受ける害・不利益：滲出性中耳炎が再発した場合，鼓膜換気チューブ再留置術に伴う負担（p.51：**第3章-CQ6参照**）。

・益と害のバランス：適切な時期の抜去により有害事象は減少し，益は害より大きい。

・患者の希望：十分な説明と同意が必要である。

・例外規定：再留置例，ダウン症や口蓋裂などを伴う症例など難治化が疑われる症例。

【解説】

　鼓膜換気チューブは，8～18カ月の留置を目的とした短期型と15カ月以上の留置を目的とした長期型に分類される（Rosenfeld et al. 2003[1]）。長期型チューブは，短期型よりも耳漏や鼓膜穿孔残存の頻度が高いことが知られている（Kay et al. 2001[2]）。また，チューブ留置中に耳漏や肉芽形成が認められた場合，保存的治療によって改善しなければ，チューブの抜去が必要となることもある（チューブの種類による合併症，後遺症の頻度はp.48：**第3章-CQ5参照**）。

　滲出性中耳炎の治癒にはチューブ留置期間との関連性が指摘されており，必要な留置期間としては，6カ月以上とするものや（高橋ら 1993[3]），12カ月以上（福田ら 1989[4]），13カ月以上（内藤ら 1993[5]），12～18カ月（真栄城ら 1992[6]），18カ月以上（山本 2013[7]，松原ら 2005[8]），18～24カ月（安藤 2000[9]），19カ月以上（歌橋ら 2003[10]），19カ月以上36カ月以下とするもの（山口 2010[11]）などの報告があるが，一定の結論は得られていない。しかし，短期留置型チューブの多くは10～18カ月間で自然脱落してくることから，必要な最短の留置期間を考慮して抜去を考える必要はない。一方，チューブが留まる期間には個人差があり，2年以上留置されている場合には抜去の時期を検討すべきである。何らかの理由で長期型の鼓膜換気チューブが留置されている場合は，2～3年を過ぎても遺残する場合が多く，抜去を検討すべきである。チューブ留置の後遺症である鼓膜穿孔残存の発生率が，3年未満でチューブを抜去した場合は3％であったが，3年以上鼓膜換気チューブを留置した場合は15％とリスクが高くなることが報告されている（Lentsch et al. 2000[12]）。

参考文献

1) Rosenfeld RM, Bluestone CD. Evidence-based Otitis Media (2nd ed.), BC Decker Inc, Hamilton London, 2003.

2) Kay DJ, Nelson M, Rosenfeld RM. Meta-analysis of tympanostomy tube sequelae. Otolaryngol Head Neck Surg. 2001；124(4)：374-80.

3) 高橋晴雄，山藤勇，本庄巌．滲出性中耳炎に対するチューブ治療の効果．Otol Jpn．1993；3(5)：768-72.

4) 福田洋典，永田雅英，大久保安博，他．小児滲出性中耳炎におけるTチューブの検討．臨床耳科．1989；16(2)：199.

5) 内藤雅夫，岩田重信，高須昭彦，他．小児滲出性中耳炎に対するtube留置術の検討．耳鼻臨床．1993；補冊65：1-5.

6) 真栄城徳秀，長田紀与志，饒波正吉，他．当科における小児滲出性中耳炎の術後成績．沖縄赤十字病院医学雑誌．1992；3(1)：33-5.

7) 山本耕司，内水浩貴，近藤悠子，他．幼児滲出性中耳炎のチューブ抜去後経過に影響を及ぼす因子．Oto Jpn. 2013；23(1)：1-5.

8）松原尚子，稲光まゆみ，田中俊一郎，他．小児滲出性中耳炎の予後に関する検討．耳鼻と臨床．2005；51（5）：319-24.
9）安藤敬子．小児滲出性中耳炎の治療．耳喉頭頸．2000；72：229-37.
10）歌橋弘哉，濱田幸雄，内水浩貴，他．小児滲出性中耳炎の予後と中耳腔全圧，耳管機能の関係．Otol Jpn. 2003；13（2）：118-23.
11）山口晋太郎．小児滲出性中耳炎治療のための適切な鼓膜チューブ挿入期間の検討．Dokkyo Journal of Medical Sciences. 2010；37（2）：111-8.
12）Lentsch EJ, Goudy S, Ganzel TM, et al. Rate of persistent perforation after elective tympanostomy tube removal in pediatric patients. Int J Pediatr Otorhinolaryngol. 2000；54（2-3）：143-8.

CQ 9　滲出性中耳炎にアデノイド切除術，口蓋扁桃摘出術は有効か

推奨

1）アデノイド切除術

アデノイド増殖症が認められた場合，アデノイド切除術は滲出性中耳炎に対して有効だが，侵襲的な手術であるため，以下のことを考慮して行うのが望ましい。

①4歳未満の症例は上気道病変に対する明らかなアデノイド切除術の適応症がない場合は，小児滲出性中耳炎に対する初回手術として推奨しない。

推奨の強さ：強い推奨（行わないことを強く推奨する）　　エビデンスの質：A

②4歳以上の症例ではアデノイド切除術を鼓膜換気チューブ留置術と併用すると，再発率が低下することが期待されるので，アデノイド切除術と鼓膜換気チューブ留置術の併用を検討してもよい。

推奨の強さ：強い推奨　　エビデンスの質：A

③初回手術による鼓膜換気チューブ脱落後の再発症例に対する再手術時には，口蓋裂がないことを確認して行ってもよい。

推奨の強さ：推奨　　エビデンスの質：B

2）口蓋扁桃摘出術

口蓋扁桃摘出術については，小児滲出性中耳炎の治療目的で行わないように推奨する。

推奨の強さ：強い推奨（行わないことを強く推奨する）　　エビデンスの質：A

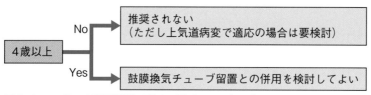

図3-4　アデノイド切除術に関する診療アルゴリズム

【背景】

　アデノイドは小児滲出性中耳炎の病態に関与しており（p.31：**第2章-7参照**），実地臨床でもアデノイド切除術は小児滲出性中耳炎の治療として行われている。

【益と害の評価（アデノイド切除術）】

・患者が受ける利益：滲出性中耳炎再発例，4歳以上の症例ではその後の再発を予防できる。

・患者が受ける害・不利益：全身麻酔のリスク。術中の出血。術後の疼痛，出血，開鼻声。社会的経済的不利益（数日の入院を要し，かつ全身麻酔下での手術）。

・手術手技のコスト：K370 アデノイド切除術。

・益と害のバランス：再発例，4歳以上の児では益は害より大きい。

・患者の希望：十分な説明と同意が必要である。

・4歳未満の症例での例外規定：アデノイドに起因する上気道病変（咽頭扁桃炎，高度鼻閉，閉塞性睡眠時無呼吸症候群など）がある場合，アデノイド切除を検討する。手術を行うには安全に行える技術と設備環境が整っていることが必須である。

【解説】

1）アデノイド切除術

　小児滲出性中耳炎に対するアデノイド切除術の効果を検討したシステマティックレビューとして，van den Aardweg らと Berkman らの報告（van den Aardweg et al. 2010[1]，Berkman et al. 2013[2]）がある。ただし，van den Aardweg らのシステマティックレビューは滲出性中耳炎だけでなく再発性の急性中耳炎も対象としていた。また，その報告の後に，滲出性中耳炎に関する大規模ランダム化比較試験（RCT）である TARGET study の結果が発表された。Berkman らは，van den Aardweg らのシステマティックレビューに採用された滲出性中耳炎の7つの研究に加えて TARGET study も含めて定性的評価を行っている。本項では，van den Aardweg らのシステマティックレビューからは小児滲出性中耳炎に対するメタアナリシス，Berkman らによるシステマティックレビュー，および TARGET study も含めた8つの RCT を解説し，推奨を作成した。なお，8つの RCT の患児の年齢幅は2歳1カ月〜14歳であった。

　小児滲出性中耳炎に対するアデノイド切除術の効果は，主に滲出性中耳炎の改善率と中耳滲出液の生じた期間，聴力改善度のアウトカムで評価されていた。

　van den Aardweg らによる3つの RCT の結果のメタアナリシスによれば，アデノイド切除術は無治療に対して，滲出性中耳炎の改善率は6カ月，12カ月の時点で各々22％，29％上昇がみられた（van den Aardweg et al. 2010[1]）。この結果，小児滲出性中耳炎に対するアデノイド切除は中耳貯留液の改善に一定の効果があると考えられた。しかし，アデノイド切除と無治療を比較した3つの RCT では，聴力検査において6カ月，12カ月時点で両群間に有意な差は認められなかった（Dempster et al. 1993[4]，Black et al. 1990[5]，Maw et al. 1986[6]）。

　鼓膜換気チューブ留置術（チューブ留置）にアデノイド切除術を併用することの上乗せ効果は4つの RCT で評価されている。アデノイド切除術＋チューブ留置とチューブ留置単独治療の2群を比較した Roydhouse らの RCT では，滲出液が再燃した患者割合の各群の平均値は12カ月で18％と23％，24カ月で15％と18％であり，有意な差は認められなかった（Roydhouse et al. 1980[7]，Berkman et al. 2013[2]）。Gates らの報告では，アデノイド切除術

＋チューブ留置とチューブ留置単独治療を比較し，2年間の受診日のうち中耳滲出液が認められた割合は，前者が26±21％，後者は36±24％であり，アデノイド切除を併用した方が統計学的に有意に良好（$P=0.0101$）であった（Gates et al. 1987[3]）。また，2年間の追跡期間に再手術を受けた症例の割合も検討しているが，アデノイド切除＋チューブ留置は14％，チューブ留置単独治療は28％であり，アデノイド切除を併用した方が有意（$P=0.007$）に再手術の割合が少なかった。Casselbrantらの報告では，アデノイド切除術＋チューブ留置とチューブ留置単独治療を比較し，36カ月間で中耳貯留液を生じた期間の割合はそれぞれ20.6％，18.6％で有意な差は認めなかった（Casselbrant et al. 2009[8]）。

　TARGET studyでは，アデノイド切除術＋チューブ留置とチューブ留置単独治療の聴力レベルにおける治療効果を比較している（MRC Multi-centre Otitis Media Study Group 2012[9]）。本研究によれば，6カ月までは鼓膜換気チューブが機能しているためか両群の聴力レベルに有意な差は認めなかったが，12〜24カ月ではアデノイド切除を併用した方が平均4.2dB（$P<0.001$）と聴力レベルは良好であった。同研究では再手術の症例の割合も検討している。アデノイド切除術＋チューブ留置とチューブ留置単独治療を比較し，聴力レベルが25dBより悪化した場合を再手術の基準とするとその割合は，6カ月までは両群間に有意差を認めなかったが，2年目においてはそれぞれ13％，35％であり，チューブ留置単独治療は，アデノイド切除を併用した場合に比べて約3倍［相対リスク2.7（95％信頼区間 1.6-4.6）］再手術の可能性が高かった。

　Boonackerらは，滲出性中耳炎と再発性急性中耳炎加療時におけるアデノイド切除の有無に関する10のランダム化比較試験を組み入れたメタアナリシスを施行した（12歳までの計1761例）。4歳以上の滲出性中耳炎症例では，12カ月後に貯留液が残存率するなど治癒が得られなかった割合は，アデノイド切除を併用した群が51％，アデノイド切除を併用しなかった群では70％であった。さらに追加手術が必要となったのはアデノイド切除併用群で2.2％，アデノイド切除なし群で12.5％あった。一方，4歳未満の例では，12カ月後の貯留液はアデノイド切除併用群で23.4％，アデノイド切除なし群で30％であり，有効性は認められなかった（Boonacker et al. 2014[13]）。また，Mikalsらの15論文のシステマティックレビューとメタアナリシスにおいても，アデノイド切除をチューブ留置と併用すると再発率は17.2％，チューブ留置単独では31.8％であった。4歳以上の症例の再発率は16.8％ vs 35.5％で，4歳以下の症例では19.2％ vs 16.8％と4歳以下では明らかな効果はなかった（Mikals et al. 2014[14]）。

　2017年，IFOS（International Federation of Oto-rhino-laryngological Societies）congressでまとめられた滲出性中耳炎のマネージメントに対するinternational consensusでは，チューブ留置術にアデノイド切除術を上乗せする適応は4歳以上の症例で，その他は上気道の閉塞病変のある場合である（Simon et al. 2018[15]）。また，National Health Insurance Research Databaseを用いた大規模なprospective studyではチューブ留置と同時にアデノイド切除を行うと再留置率が5.1％，チューブ単独では9％という結果（$P=0.002$）であった。アデノイド切除併用による再発率の低下は対象年齢を0〜2歳，2〜4歳，4〜6歳，6〜9歳と分けると特に4歳以上で再発率が低下していた（4〜6歳：$P=0.02$，6〜9歳：$P<0.001$）（Wang et al. 2014[16]）。

　以上より，小児滲出性中耳炎に対するアデノイド切除術は，単独治療でも一定の効果があり，チューブ留置に併用することの上乗せ効果は，特にチューブの再留置を減少させることにおいて認められると考えられた。しかし，アデノイド切除術は，チューブ留置より侵襲的な手術であり，麻酔リスクの上昇や術中・術後出血のリスク（0.2〜0.6％）などがあることから（Crysdale et al. 1986[19]，MRC Multi-centre Otitis Media Study Group 2012[9]），初回の手術としては，害が利益よりも大きいと判断されるため推奨しない。なぜなら，1回の鼓膜換気チューブ留置のみでも50〜80％の小児の滲出性中耳炎は治癒するのであるから（Mandel et al. 1992[11]，Boston et al. 2003[12]），全例の初回手術においてアデノイド切除術のリスクを侵すことは勧められない。

　ただし4歳以上の症例においては，再発時だけでなくアデノイド切除術をチューブ留置と併用すると再発率が低下することが期待されるため，アデノイド切除術とチューブ留置の併用を検討してもよい。本邦では多くのアデノイド切除術は全身麻酔下に行われ，数日の入院が必要である。施行には十分な説明と同意が必要である。その他アデノイドに起因する上気道病変（咽頭扁桃炎，後鼻孔閉鎖，閉塞性睡眠時無呼吸など）があり，アデノイド切除術の適応がある場合にはアデノイド増殖症として切除を検討する。しかし口蓋裂症例ではアデノイド切除術によって鼻咽腔閉鎖不全が惹起されるので推奨されない（Saunders et al. 2004[17]）。術前に粘膜下口蓋裂も含めて評価すべきである。

2）口蓋扁桃摘出術

　小児滲出性中耳炎に対する口蓋扁桃摘出術には否定的な報告が多い。MawらによるRCTは，2〜11歳（平均5.25歳）の103例について，以下の3群に分類して検討している。術後6週間の滲出性中耳炎の治癒率は，チューブ留置単独群16％，チューブ留置＋アデノイド切除群39％，チューブ留置＋アデノイド切除＋口蓋扁桃摘出術群59％，1年ではそれぞれ26％，72％，62％であった。滲出性中耳炎の治癒率においてチューブ単独よりアデノイド切除術（$P<0.001$），アデノイド切除・口蓋扁桃摘出術（$P<0.01$）で効果は認められたが，口蓋扁桃摘出を併用する上乗せ効果は確認されなかった（Maw et al. 1983[18]，1986[6]）。また，約4％の術後出血のリスク（Crysdale et al. 1986[19]）も考慮すると，口蓋扁桃摘出術は小児滲出性中耳炎の治療としては推奨されない。これは，海外の小児滲出性中耳炎診療ガイドラインでも同様である（Rosenfeld et al. 2004[20]）。

参考文献

1）van den Aardweg MT, Schilder AG, Herkert E, et al. Adenoidectomy for otitis media in children. Cochrane Database Syst Rev. 2010（1）：CD007810.

2）Berkman ND, Wallace IF, Steiner MJ, et al. Otitis Media With Effusion：Comparative Effectiveness of Treatments. Rockville（MD）：Agency for Healthcare Research and Quality（US）；2013 May. Report No.：13-EHC091-EF.

3）Gates GA, Avery CA, Prihoda TJ, et al. Effectiveness of adenoidectomy and tympanostomy tubes in the treatment of chronic otitis media with effusion. N Eng J Med. 1987；317（23）：1444-51.

4）Dempster JH, Browning GG, Gatehouse SG. A randomized study of the surgical management of children with persistent otitis media with effusion associated with a hearing impairment. J Laryngol Otol. 1993 ; 107 (4) : 284-9.

5) Black NA, Sanderson CF, Freeland AP, et al. A randomised controlled trial of surgery for glue ear. BMJ. 1990 ; 300 (6739) : 1551-6.

6) Maw AR, Herod F. Otoscopic, impedance, and audiometric findings in glue ear treated by adenoidectomy and tonsillectomy. A prospective randomised study. Lancet 1986 ; 1 (8495) : 1399-402.

7) Roydhouse N. Adenoidectomy for otitis media with mucoid effusion. Ann Otol Rhinol Laryngol Suppl. 1980 ; 89 (3 Pt 2) : 312-5.

8) Casselbrant ML, Mandel EM, Rockette HE, et al. Adenoidectomy for otitis media with effusion in 2-3-year-old children. Int J Pediatr Otorhinolaryngol. 2009 ; 73 (12) : 1718-24.

9) MRC Multicentre Otitis Media Study Group. Adjuvant adenoidectomy in persistent bilateral otitis media with effusion : hearing and revision surgery outcomes through 2 years in the TARGET randomised trial. Clin Otolaryngol. 2012 ; 37 (2) : 107-16.

10) Crysdale WS, Russel D. Complications of tonsillectomy and adenoidectomy in 9409 children observed overnight. CMAJ. 1986 ; 15 ; 135 (10) : 1139-42.

11) Mandel EM, Rockette HE, Bluestone CD, et al. Efficacy of myringotomy with and without tympanostomy tubes for chronic otitis medi ; a with effusion. Pediatr Infect Dis J. 1992 ; 11 (4) : 270-7.

12) Boston M, McCook J, Burke B, et al. Incidence of and risk factors for additional tympanostomy tube insertion in children. Arch Otolaryngol Head Neck Surg. 2003 ; 129 (3) : 293-6.

13) Boonacker CW, Rovers MM, Brown GG, et al. Adenoidectomy with or without grommets for children with otitis media : an individual patient data meta-analysis. Health Technol Assess. 2014 ; 18 (5) : 1-118.

14) Mikals SJ, Brigger MT. Adenoidectomy as an adjuvant to primary tympanostomy tube placement. A systematic review and meta-analysis. JAMA Otolaryngol Head Neck Surg. 2014 ; 140 (2) : 95-101.

15) Simon F, Haggard M, Rosenfeld RM, et al. International consensus (ICON) on management of otitis media with effusion in children. European Annals of Otorhinolaryngology, Head and Neck disease. 2018 ; 135 : s33-9.

16) Wang MC, Wang YP, Chu CH, et al. The protective effect of adenoidectomy on pediatric tympanostomy tube re-insertions : a population-based birth cohort study. PLoS One. 2014 ; 9 (7) : e101175.

17) Saunders NC, Hartley BE, Sell D, et al. Velopharyngeal insufficiency following adenoidectomy. Clin Otolaryngol Allied Sci. 2004 ; 29 (6) : 686-8.

18) Maw AR. Chronic otitis media with effusion and adeno-tonsillectomy--a prospective randomized controlled study. Clinical Trial Int J Pediatr Otorhinolaryngol. 1983 ; 6 (3) : 239-46.

19) Crysdale WS, Russel D. Complications of tonsillectomy and adenoidectomy in 9409 children observed overnight. CMAJ. 1986 ; 135 (10) : 1139-42.

20) Rosenfeld RM, Culpepper L, Doyle KJ, et al ; American Academy of Pediatrics Subcommittee on Otitis Media with Effusion ; American Academy of Family Physicians ; American Academy of Otolaryngology-Head and Neck Surgery. Clinical practice guideline : Otitis media with effusion. Otolaryngol Head Neck Surg. 2004 ; 130 (5 Suppl) : S95-118.

CQ 10　一側性の滲出性中耳炎に対して鼓膜換気チューブ留置術は有効か

【推奨】

鼓膜の病的変化 (p.17：表1-9参照) があれば，両側性と同様に鼓膜換気チューブ留置術 (チューブ留置) を含めた対応を検討する (p.51：第3章-CQ6参照)。病的変化がなければ，原則的には対側を含めた聴力フォローを推奨する。

推奨の強さ：推奨　　エビデンスの質：C

例外は言語発達に影響するリスクをもつ小児 (at risk children) (表3-1) であり，より積極的な対処が必要である。一側性の滲出性中耳炎は健側の聴力を見すえたうえで，症例に応じた個別の対処を推奨する。

推奨の強さ：推奨　　エビデンスの質：C

【益と害の評価】

・患者が受ける利益：言語発達に与える影響が軽微であれば，不必要な治療介入を防ぐことができる。

・患者が受ける害・不利益：チューブ留置を行うにあたり，耳垢除去・身体拘束など患者の苦痛を伴う可能性がある。鼓膜麻酔下に行う場合は手術時の疼痛や不快，身体拘束など。全身麻酔下に行う場合は全身麻酔のリスク。チューブ留置中の耳漏，チューブ脱落，抜去後の鼓膜穿孔や硬化病変などの有害事象。医療経済的負担 (チューブ留置ならびに通院・保存治療を続ける場合のコスト。水泳での制限，耳栓の必要性など。

・手術手技のコスト：K309 鼓膜 (排液，換気) チューブ留置術。

・益と害のバランス：注意深く経過観察と聴力評価を行えば，益は害より大きくなる。

・患者の希望：関与しない。

・例外規定：先天性真珠腫を含む真珠腫性中耳炎が疑われる場合。言語発達に影響するリスクをもつ小児。

【背景】

　一側性の場合，言語発達に与える影響は両側性と比較して軽微である。したがって，言語発達に影響するリスクをもつ小児でない場合では，鼓膜所見の病的変化の有無が重要な判断基準となる。特に先天性真珠腫などの病態が隠されていないか，注意が必要である。

【解説】

1) 一側性で鼓膜の病的変化がある場合

　後天性真珠腫性中耳炎や癒着性中耳炎を続発する危険性のある高度の鼓膜陥凹，部分的鼓膜癒着などの病的鼓膜変化を伴う滲出性中耳炎に対しては，両側性の場合と同様にチューブ留置は有力な治療オプションである (飯野ら 2009[1])。

2) 一側性で鼓膜の病的変化がない場合

　他側の聴力が正常であれば，一側性の場合は言語発達に与える影響は軽微と予想される。

表3-1　言語発達に影響するリスクをもつ小児
（Rosendeld et al. 2016[4]）

渗出性中耳炎以外の原因が疑われ，改善しない難聴がある
言語発達の障害・遅延を疑う，あるいは診断された場合
自閉症スペクトラム障害を含む発達障害がある[a]
顎顔面の形態異常を伴い，認知・言語発達遅延がある
補償不可能な高度の視力障害
発育遅滞がある

a）社会性・認知・コミュニケーション領域において著しい
遅れと歪みを示す発達障害

したがって両側性の場合と異なり，発症後3カ月を過ぎた場合でも，難聴の程度が軽度で鼓膜の病的変化がない限り，チューブ留置の適応は乏しい。経過観察が推奨されるが，米国のガイドラインでは反対側の聴力評価を行いながら，鼓膜の病的変化が生じないかを踏まえた継続的な観察が前提とされている（Rosenfeld et al. 2004[2]，2013[3]，2016[4]）。また，先天性真珠腫や耳管機能障害など局所的な難治性病態がないかにも留意する（Wilmot et al. 2017[5]）。

　一方，一側性であっても渗出性中耳炎による難聴の関与が疑われる症状を伴えば，換気チューブ留置が治療オプションとされている（Rosenfeldet al. 2013[3]，2016[4]）。特に，一側性であっても言語発達遅滞に渗出性中耳炎の関与を疑う症状を伴う，あるいはその前兆が認められる場合が挙げられる。渗出性中耳炎の関与を疑う症状には，言語発達の遅延以外にも平衡機能障害，発達障害や学業成績不振などが含まれる（表3-1）。これらをもたらす可能性がある例を，米国耳鼻咽喉科学会のガイドラインではat risk childrenと総称している（Rosenfeld et al. 2004[2]，2013[3]，2016[4]）。

　非罹患側に聴力障害が存在する場合，中耳炎側に対するチューブ留置を含む加療が正常な言語発達に寄与する可能性がある。また，視覚障害を伴う場合は聴覚との相互補間が機能せず，一側性であっても雑音下での言葉の聞き取りに支障をきたし，さらに平衡機能の低下につながる可能性がある（American Academy of Family Physicians 2004[6]，Rosenfeldet al. 2004[2]，2013[3]，2016[4]）。

　この他，自閉症スペクトラム障害，発達障害を有する児がat risk childrenに含まれ，渗出性中耳炎に伴う聴力障害やQOLへの影響（Lee et al. 2006[7]）を評価し，個々の病態に応じてチューブ留置を含む対応を検討する必要がある。なお，ダウン症，口蓋裂に関しては「**第4章 ダウン症，口蓋裂に対する取り扱い**」（p.75）を参照のこと。

参考文献

1）飯野ゆき子，林達哉，名倉三津佳，他．小児渗出性中耳炎の治療アルゴリズム　聴衆参加型セミナー「小児渗出性中耳炎の治療戦略」の結果報告．耳鼻臨床．2009；102（2）：77-86.
2）Rosenfeld RM, Culpepper L, Dyle KJ, et al；American Academy of Otitis Media with Effusion；American Academy of Family Physicians；American Acadey of Otolaryngology-Head and Neck Surgery. Clinical practice guideline：Otitis media with effusion. Otolaryngol Head Neck Surg. 2004；130（5 Sup-

pl）：S95-118.

3) Rosenfeld RM, Schwartz SR, Pynnonen MA, et al. Clinical practice guideline：Tympanostomy tubes in children. Otolaryngol Head Neck Surg. 2013；149（1 Suppl）：S1-35.

4) Rosenfeld RM, Shin JJ, Schwartz SR, et al. Clinical Practice Guideline：Otitis Media with Effusion Executive Summary（Update）. Otolaryngol Head Neck Surg. 2016；154（2）：201-14.

5) Wilmot VV, Sharma A. Incidence of underlying congenital cholesteatoma in 28 patients with persistent unilateral otitis media with effusion. Clin Otolaryngol. 2017；42（4）：901-4.

6) American Academy of Family Physicians；American Academy of Otolaryngology-Head and Neck Surgery；American Academy of Pediatrics Subcommittee on Otitis Media With Effusion. Otitis media with effusion. Pediatrics. 2004；113（5）：1412-29.

7) Lee J, Witsell DL, Dolor RJ, et al. Quality of life of patients with otitis media and caregivers：a multicenter study. Laryngoscope. 2006；116（10）：1798-804.

追補CQ　癒着性中耳炎に進展した場合，どのように対処するか

推奨

鼓膜の癒着が存在し，かつ耳漏や難聴があるものや，真珠腫を合併する例では鼓室形成術が選択肢の一つとなる。

推奨の強さ：推奨　　エビデンスの質：X

【益と害の評価】

・患者が受ける利益：難聴，耳漏や真珠腫への進行を予防する可能性がある。

・患者が受ける害・不利益：全身麻酔のリスク。術中の出血。術後の疼痛，出血，一般的な鼓室形成術におけるリスクとコスト。

・手術手技のコスト：K319-1鼓室形成術（耳小骨温存術），もしくはK319-2鼓室形成術（耳小骨再建術）。

・益と害のバランス：症状と経過による症例選択では，益が害より大きいが，個々の症例に対する十分な検討が必要。

・患者と家族の希望：十分な説明と同意が必要である。

・例外規定：安全に実施できる技能と設備が必須であり，条件が整わない場合は実施すべきでない。

【背景】

　癒着性中耳炎は，鼓膜が器質的に岬角や耳小骨に癒着して不動となった状態であり，長期にわたる中耳炎の存在と耳管の機能的または器質的障害が関与していることが多い。耳管粘膜輸送機能不全による中耳貯留液の排泄障害，耳管換気・調圧能障害，鼻すすりによって中耳陰圧が生じる。また，乳突蜂巣の発育不全・含気が悪い状態では中耳のガス交換能が機能せず，この中耳陰圧が持続することで鼓膜の陥凹が生じやすい。鼓膜アテレクタシスから高度な癒着性中耳炎に至る前に鼓膜換気チューブを留置し初期の段階で進行を止め，乳突蜂巣の含気を促すことが重要である（高橋 2014[1]）。

　また，耳管狭窄だけでなく，耳管閉鎖障害（鼻すすり型耳管開放症や耳管閉鎖不全症など）

	特徴	Borgensteinの分類	Sadé & Bercoの分類
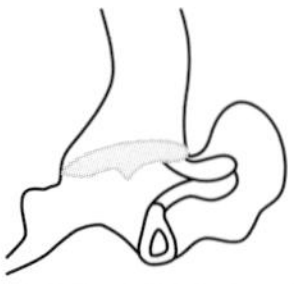	鼓膜は菲薄化するも癒着はなし	1	1 2 3
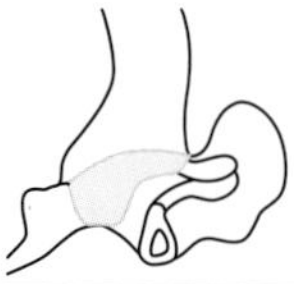	鼓室岬角に癒着	2	4
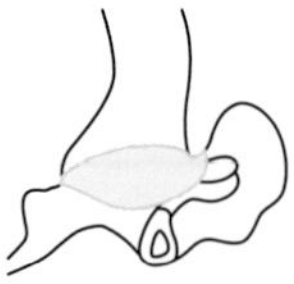	キヌタ骨やアブミ骨に癒着	3	2
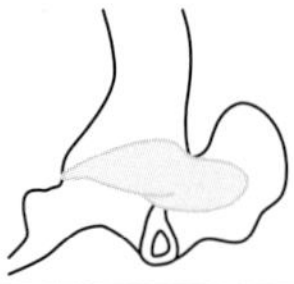	上鼓室への深い鼓膜の陥凹	4	2
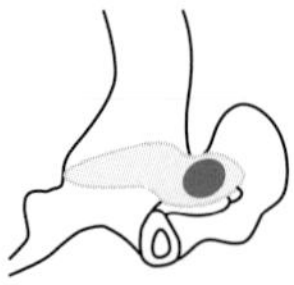	真珠腫の形成	5	分類不可

図3-5　鼓膜緊張部の陥凹凸と癒着に関する進展度分類（Borgenstein et al. 2007[2]）
Sadé & Berco[3]の分類との比較を示す。

を有する例も多い。鼻すすりがないかを念頭に問診を行い，できるだけ耳管機能を評価しておく。

　癒着性中耳炎では難聴も合併することがある。現在のところ癒着性中耳炎の軽症例が将来，重症化するかどうかを予測する因子は明らかではない。Borgsteinら（2007[2]）はSadé & Berco（1976[3]）の鼓膜陥凹の分類を改良し，小児の病態をより反映して治療計画が立てやすい分類法を提唱している（**図3-5**）。一方，これらの治療法，特に外科的治療に介入の時期・障害程度とその方法は，いまだコンセンサスは確立されていないのが現状である。

【解説】
1）病態
　鼓膜の病的変化のなかで，特に菲薄化して鼓室壁に接着した状態を鼓膜アテレクタシス（atelectatic eardrum）という。滲出性中耳炎の罹患期間が長くなると鼓膜は徐々に菲薄化し，固有層の鼓膜の緊張を保持する線維成分が欠如して張りを失う（Sadé et al. 1976[3]，上出 1988[4]，飯野 2002[5]）。中耳の陰圧が長く続くことにより惹起され，鼓膜は岬角あるいは鼓膜緊張部のキヌタ・アブミ関節付近へ接着した状態になる（飯野 2002[5]）。中耳貯留液がなければ難聴の程度は軽いことも多いが，癒着性中耳炎への移行が問題となる。

　　鼓膜アテレクタシスの場合は中耳腔に圧変化を加えると鼓膜が浮くのに対し，癒着性中耳炎は鼓膜が全体あるいは部分的に鼓室粘膜に癒着して不動となった状態である。両者の鑑別にはバルサルバや耳管通気，あるいは気密耳鏡（ニューマチック・オトスコープ；p.27：**第2章-3参照**）で岬角に接する鼓膜の可動性を確認する。また中耳貯留液がない状態で癒着がない場合はティンパノグラムでAd型を示すこともあるが，部分的な癒着であれば二峰性，広範な癒着であればB型を示すことがある。

　　これら難治例のなかには，耳管狭窄だけでなく，耳管閉鎖障害（鼻すすり型耳管開放症や耳管閉鎖不全症など）を有する例も多い。そのため，耳管病態を正しく診断し治療することにより，劇的に治療効果を上げられる場合がある（Falk 1982[6]，広野ら 1987[7]，Magnuson et al. 1988[8]，Yaginuma et al. 1996[9]，Ikeda et al. 2011[10]，Ikeda et al. 2017a[11]）。難治例では耳管機能検査などで耳管機能の評価を行っておくことが推奨される（小林 2005[12]，高橋 2014[1]，Ikeda et al. 2017b[13]）。実際には，乳幼児に対して耳管機能検査などを施行するのは困難なことが多いため，鼻すすりがないかを念頭に問診を行う。

　　なお，中耳真珠腫は最も注意すべき続発症である。滲出性中耳炎で鼓膜陥凹が高度の場合は鼓膜弛緩部の陥凹が生じる。何らかの契機により，この部位の鼓膜上皮が上鼓室に侵入し，弛緩部型真珠腫が形成される（p.18：**第1章-19参照**）。一方，鼓膜緊張部後上の癒着病変からも緊張部型真珠腫が形成されうる（飯野 2002[5]）。

2) 治療

　　周辺器官に鼻副鼻腔炎やアレルギー性鼻炎などを合併する際は，その治療を行う（p.31：**第2章-7**，p.41〜：**第3章-CQ2〜4参照**）。また，鼻すすりがある場合は，その弊害について説明し，鼻すすりを控えるように伝える。保存的治療に抵抗する場合，鼓膜換気チューブ留置術を提示する。鼓膜アレテクターシスの場合には，重症度（**図3-5**）と鼓膜換気チューブ留置の既往などを参考に最良のチューブを選択することになる（p.51：**第3章-CQ6参照**）。

　　通常の鼓膜換気チューブ留置のスペースが確保できない場合，経外耳道的に留置するsub-annular tube（SAT法）を適応とする報告がある（Simonton 1968[14]，丸山ら 2016[15]，佐々木ら 2017[16]）。SAT法は癒着した鼓膜を介することなく，外耳道皮下から鼓膜輪下を経由しT-tubeを留置することで，鼓室の排液路および換気路を確保し，鼓室の乾燥と含気を目指す方法である。鼓膜に操作が加わらないため，鼓膜穿孔および石灰化を防げる方法であるが，小児では全身麻酔下での手術操作が必要となる（吉田 2018[17]）。鼓膜アテレクタシスのように鼓膜が菲薄化し，経鼓膜的換気チューブ留置では鼓膜穿孔のリスクが高い症例では適応になると報告されている（民井ら 2018[18]）。

　　癒着性中耳炎に進展すると真珠腫に移行するリスクや耳小骨連鎖に影響を与える可能性が高くなることから，鼓室形成術を勧める報告も多い（Luxford et al. 1984[19]，Buckingham 1992[20]，Sadé 1993[21]，Dornhoffer 2003[22]，Saunders 2008[23]）。特に小児の癒着性中耳炎では，成人と比較して病変が軽い傾向にあり，癒着範囲は部分癒着に留まることが大半であることから，早期に手術を行うことで高度癒着病変への進行を防止できるとの報告もある（Nielsen et al. 1984[24]，Borgstein et al. 2009[25]，小林ら 2009[26]，Redaelli de Zinis et al.

2015[27]，Larem et al. 2016[28]）。その一方，早期の手術的介入が長期的に予後の改善や真珠腫への移行を防止するかに関しては，いまだ結論が出ていない（Saunders 2008[23]）。手術適応・時期の判断には，側頭骨CTなどによる乳突蜂巣の発育・含気評価（粘膜ガス交換能を反映）が有用である（Elden et al. 1998[29]，高橋 2014[1]）（p.35：**第2章-9参照**）。CT検査を行う場合は，必要最低限のX線被曝での施行を考慮する（日本医学放射線学会 2016[30]）。

参考文献

1) 高橋晴雄．換気能から見た中耳疾患の病態と治療；第115回日本耳鼻咽喉科学会 宿題報告．福岡，大同印刷，2014：5-97.

2) Borgstein J, Gerritsma TV, Wieringa MH, et al. The Erasmus atelectasis classification：proposal of a new classification for atelectasis of the middle ear in children. Laryngoscope. 2007；117（7）：1255-9.

3) Sadé J, Berco E. Atelectasis and secretory otitis media. Ann Otol Rhinol Laryngol. 1976；85（2 Suppl 25 Pt 2）：66-72.

4) 上出洋介．小児滲出性中耳炎耳における鼓膜の組織学的観察：鼓膜緊張部固有層を中心に．耳鼻咽喉科展望．1988；31（Suppl 6）：601-33.

5) 飯野ゆき子．滲出性中耳炎．小児科診療．2002；65（9）：75-80.

6) Falk B. Sniff-induced negative middle ear pressure；study of a consecutive series of children with otitis media with effusion. Am J Otolaryngol. 1982；3（1）：155-62.

7) 広野喜信，八木伸也，本庄巌．耳管の閉鎖障害と中耳疾患．耳鼻臨床．1987；80（3）：371-8.

8) Magnuson B, Falk B. Eustachian tube malfunction in middle ear disease；In：Otologic medicine and surgery；vol 2. New York, Churchill Livingstone, 1988：1153-1171.

9) Yaginuma Y, Kobayashi T, Takasaka T. The habit of sniffing in nasal diseases as a cause of secretory otits media. Am J Otol. 1996；17（1）：108-10.

10) Ikeda R, Oshima T, Oshima H, et al. Management of patulous eustachain tube with habitual sniffing. Otol Neurotol. 2011；32（5）：790-3.

11) Ikeda R, Kobayashi T, Yoshida M, et al. Patulous eustachian tube and otitis media with effusion as complications after trigeminal nerve injury. Otol Neurotol. 2017；38（8）：1125-8.（2017a）

12) 小林俊光．耳管閉鎖障害の臨床．第106回日本耳鼻咽喉科学会総会 宿題報告．仙台，笹氣出版，2005：115-32.

13) Ikeda R, Kikuchi T, Oshima H, et al. New scoring system for evaluating patulous eustachian tube patients. Otol Neurotol. 2017；38（5）：708-13.（2017b）

14) Simonton KM. Ventilation tympanotomy. Tunnel technique. Arch Otolaryngol. 1968；87（6）：644.

15) 丸山裕美子，飯野ゆき子，吉崎智一．難治性滲出性中耳炎および鼓膜アテレクターシスに対するSubannular tubeの効果．小児耳．2016；37（1）：11-9.

16) 佐々木亮，武田育子，松原篤．慢性中耳炎に対するsubannular tube insertionの効果．日耳鼻．2017；120（6）：811-6.

17) 吉田尚弘．鼓膜換気チューブの選択とその適応．日耳鼻．2018；121（2）：148-9.

18) 民井智，新鍋晶浩，金沢弘美，他．病的内陥鼓膜に対するSubannular tubeの有用性．小児耳 2018；39（1）：24-30.

19) Luxford WN, Sheely J. Ventilation tubes：indications and complications. Am J Otol. 1984；5（6）：468-71.

20) Buckingham RA. Facial and perichondrium atrophy in tympanoplasty and recurrent middle ear atelectasis. Ann Otol Rhinol Laryngol. 1992；101（9）：755-8.

21) Sadé J. Treatment of cholesteatoma and retraction pocket. Eur Arch Otorhinolaryngol. 1993；250（4）：193-9.

22) Dornhoffer J. Cartilage tympanoplasty：indications, techniques, and outcomes in a 1,000-patient series. Laryngoscope. 2003；113（11）：1844-56.

23) Saunders JE. Does early surgical intervention of middle ear atelectasis improve long-term results and prevent cholesteatoma? Arch Otolaryngol Head Neck Surg. 2008；134（10）：1040-4.

24) Nielsen KO, Bak-Pedersen K. Otosurgery of incipient adhesive otitis media in children. J Laryngol Otol. 1984；98（4）：341-5.

25）Borgstein J, Gerritsma T, Bruce I, et al. Atelectasis of the middle ear in pediatric patients：safety of surgical intervention. Int J Pediatr Otorhinolaryngol. 2009；73（2）：257-61.

26）小林俊光，池田怜吉．癒着性中耳炎．日本小児耳鼻咽喉科学会編．小児耳鼻咽喉科頭頸部外科治療指針．金原出版，2009：142-5.

27）Redaelli de Zinis LO, Nassif N, Zanetti D. Long-term results and prognostic factors of underlay myringoplasty in pars tensa atelectasis in children. JAMA Otolaryngol Head Neck Surg. 2015；141（1）：34-9.

28）Larem A, Haidar H, Alsaadi A, et al. Tympanoplasty in adhesive otitis media：a descriptive study. Laryngoscope. 2016；126（12）：2804-10.

29）Elden LM, Grundfast KM. The atelectatic ear. In：Pediatric otology and neurotology（Lalwani AK, Grundfast KM, eds.），Philadelphia, Lippincott-Raven Publishers, 1998, pp645-62.

30）日本医学放射線学会．小児画像診断の考え方，進め方．画像診断ガイドライン2016年版．金原出版，2016：51-53.

第4章

ダウン症，口蓋裂に対する取り扱い

I　ダウン症に対する取り扱い

1. 難聴の頻度

　ダウン症は主に21トリソミーの先天異常であり，一般に約700人に1人という高い出生率を示す（Sheets et al. 2011[1]）。近年の国内調査では，年間出生数は2200人前後とされている（Sasaki et al. 2019[2]）。ダウン症では種々の外表奇形や内臓奇形，精神身体発達遅滞を伴う。耳鼻咽喉科領域においても，難聴，外耳道狭窄，口唇・口蓋裂などの異常をみることが多い。

　種々の程度の難聴が39〜78％のダウン症患者にみられる。そのなかで大多数の症例が滲出性中耳炎による伝音難聴である。また感音難聴の頻度も健常児より多く，年齢に従ってその頻度は増加する。近年の新生児聴覚スクリーニング検査の結果では，ダウン症児は健常児に比較してrefer（要再検）となる率が高く，米国での結果では26.2％となっている（Park et al. 2012[3]）。しかし新生児聴覚スクリーニング検査でpass（パス）との結果を得た後に，半数弱に滲出性中耳炎のための伝音難聴が生じ鼓膜換気チューブ留置術（チューブ留置）が必要であったとしている。

　幼児から小児期では，54％に中等度難聴以上を認めたとする報告（飯野ら1996[4]）がある。また純音聴力検査が可能であったダウン症1760耳で25dB以上の軽度難聴は約30％，中等度難聴以上は20％弱であり，伝音難聴が主であった。これらの伝音難聴症例は年齢とともに改善傾向を認める一方，混合性難聴や感音難聴は悪化する傾向が認められたという（Kreisher et al. 2018[5]）。

　これらを総合すると，新生児聴覚スクリーニング検査でreferが出る頻度は健常児に比較して非常に高く，25％前後である。しかしその後半数以上の児に軽度から中等度の難聴が認められるようになる。その大きな原因が滲出性中耳炎の発症であると考えられる。

2. 滲出性中耳炎の罹患頻度とその経過

　ダウン症児の難聴の原因は，滲出性中耳炎による伝音難聴が大多数である。その頻度に関しては種々の報告から40〜70％とされる（飯野ら 1996[4]，Kreicher et al. 2018[5]，Maris et al. 2014[6]）。0〜13歳のダウン症児に対し，顕微鏡下で気密耳鏡を用いた鼓膜観察を行い，診断可能であった約60％に少なくとも一側に中耳貯留液を認めた（飯野ら1996[4]）。また守本はダウン症児の43％に滲出性中耳炎がみられたと報告している（守本 2008[7]）。低年齢児ほどその頻度は高く，6歳前後では約60％となる。また8歳児では38％に滲出性中耳炎がみられたとの報告もある（Austeng et al. 2013[8]）。

　注意すべきはダウン症児では中耳腔の間葉組織が生後も数年間残存している場合があり（Bilgin et al. 1996[9]），このため鼓膜の透明度がなく暗黒色であたかも貯留液があるように見えることである。

　健常児における滲出性中耳炎は年齢が進むにつれて治癒する場合が多い。しかし，ダウン症児では通常の保存的治療や外科的治療を行っても，早期に治癒に導くことが困難な場合が

多い。1年以上治療し，経過観察を行ったダウン症児では貯留液の消失をみたのは半数にも満たず，また10歳以上でも同様であった（飯野ら1996[4]）。7〜18歳のダウン症児における調査では滲出性中耳炎が24％に観察された（Maroundias et al. 1994[10]）。すなわちダウン症児における滲出性中耳炎はいわゆる難治性滲出性中耳炎ということができる。

　ダウン症児において滲出性中耳炎が高頻度かつ難治性である理由として，1）上気道感染を反復しやすい（ダウン症児の9割は上気道感染に1年に4回以上罹患する），2）頭蓋骨が短形で鼻咽腔が狭い，3）乳突蜂巣の発育が不良である，4）耳管機能が著しく不良であることが挙げられる。易感染性に関しては，TおよびBリンパ球の機能低下や好中球遊走能障害などが指摘されている。耳管機能障害に関しては，耳管は短く，耳管軟骨中の軟骨細胞密度が疎で虚脱した状態となっている。また，全身的な筋緊張低下のため耳管の開大筋である口蓋帆張筋の機能が低下しているという説もある。

3. 鼓膜換気チューブ留置術の有効性

　両側性滲出性中耳炎のダウン症児におけるチューブ留置の有効性は報告によってさまざまである。Selikowitzらはチューブ留置後6〜9週の純音聴力を測定し，ダウン症児（全例6歳以上，平均8.1歳）において聴力の改善が得られた割合は60％であり，一方健常児群では91％であったと報告している（Selikowitz 1993[11]）。この研究では，これまでのチューブ留置の既往のないものが対象となっていることから，積極的な治療の開始時期が遅かったためにチューブ留置の有効性が示されなかった可能性があるとされている。Shottらは2歳以下のダウン症児に対しチューブ留置を行い（必要に応じて再留置），2年後の研究終了時点においての聴力を評価した。その結果聴力が正常と判断された症例は93％で，チューブ留置を行っていないダウン症児と比較すると3.6倍という高い確率であり，チューブ留置の有用性を示した（Shott et al. 2001[12]）。一方，チューブ留置を行ったダウン症児を3年以上経過観察し，7歳以上になった時点で調査した報告では，健常児チューブ留置群に比較して有意にその滲出性中耳炎の治癒率は悪く，かつ鼓膜アテレクタシスや癒着性中耳炎など，いわゆる滲出性中耳炎の後遺症と考えられる中耳病態を示すものが多かった（Iino et al. 1999[13]）。さらにチューブ留置中の耳漏等のトラブルも，健常児チューブ留置群に比して高頻度であった。同一患者を15年にわたって観察した報告では，57例中88.8％にチューブ留置が施され，その結果，正常から軽度難聴の割合は83.3％であったとしている。ただし永久穿孔が17％に認められたとしている（Manickam et al. 2016[14]）。

　青年期のダウン症における理解，表出言語に関する研究では，小児期にチューブ留置を受けたダウン症の青年は，チューブ留置を受けなかったダウン症の青年（中耳炎の既往3回以上あり）に比べて，言語スコアが有意に高いという結果が得られている（Whiteman et al. 1986[15]）。中耳炎による長期的な聴力障害は，ダウン症児においても言語発達への影響が大きいといえる。

　以上から，ダウン症児の滲出性中耳炎は難治性かつ遷延性であり，チューブ留置を積極的に行うことは，選択肢の一つとなる。チューブ留置はなるべく早期に行う方が言語発達の面からも推奨される。しかしチューブ留置期間はかなり長期となり，後遺症ともいえる中耳病

態（p.51〜：**第3章-CQ6〜7参照**）を生じる危険性も高いことを念頭におく必要がある。チューブ留置の適応は本ガイドラインで述べている健常児における適応（p.51：**第3章-CQ6参照**）と同様である。しかし聴力に関しては，条件詮索反応聴力検査（COR）などの幼児聴力検査（p.28：**第2章-4参照**）で必ずしも正確な聴力が測定できない場合もある。熟練した言語聴覚士により幼児聴力検査を繰り返し，聴性脳幹反応（ABR）検査や聴性定常反応（ASSR）検査の結果も参考にすべきであろう。

　チューブ留置に際しては，ダウン症児の外耳道は非常に狭く，かつ患児の処置に対する協力が得られにくいことから，全身麻酔でのチューブ留置術が求められる。よって先天性心疾患，肺高血圧症，胃食道逆流症（GERD），気道狭窄，頸椎の不安定性（環軸亜脱臼）といった全身麻酔を施行するにあたっての問題点を確認し，小児科や麻酔科へ術前に相談をする必要がある。チューブ留置後は，耳漏が持続することがあること（易感染性で，耐性菌の保菌率も高い），脱落後の再留置が繰り返し必要となること，長期留置による永久穿孔が生じやすいことなどを，保護者にしっかりと伝えておく必要がある。

　なお，ダウン症児におけるアデノイド切除術の滲出性中耳炎に対する有効性は乏しいと報告されている（Price et al. 2004[16]）。

4. 補聴器装用について

　ダウン症で難聴を認める場合の補聴器装用に関しては，早期から介入でき，チューブ留置による合併症を回避できる点から，英国のNICEガイドライン（p.4：**第1章-4参照**）においては治療の第一選択に挙げられている[17]。装用に関しては，少なくともマイナスにはならないことから開始を躊躇すべきでないという考えは共通していると思われる。しかしながら，ダウン症児では耳介軟骨が薄く外耳道が狭いなど，補聴器を耳に固定するためのイヤモールドの作製に工夫が必要である。またイヤモールドの外耳道への挿入を嫌がって補聴器が使用できないこともあり，ダウン症児での補聴器の常用成功例は半数であったとの報告がある（針谷 1994[19]）。毎日，使用時間を徐々に延長して根気強い指導が必要であり，その結果として装用後に発声が活発になり，音や人への興味が増す様子がみられるようになる場合もある。山下らは常時装用に至らなかった症例は，重度の精神遅滞を合併しており，「本人が補聴器を嫌がりすぐにはずしてしまう」，「装用させても，効果が分かりにくい」，「子供の嫌がることを続けるのは，保護者の精神的負担が大きい」，「補聴器購入が負担となる」などの意見があったと述べている（山下ら2010[20]）。

　近年，補聴器装用あるいはチューブ留置などの治療がうまくいかなかった症例に対して埋め込み型骨導補聴器（BAHA）を適応した報告がみられる（Sheehan et al. 2006[21]）。BAHAの埋め込みを行ったものでは早期の軟組織における合併症が約半数にみられたものの，患者自身と保護者の満足度は非常に高かったという。今後検討すべき方法と考える。その他，Sound-field amplification（FM deviceを含む）という室内の音響システムの導入がダウン症児の言語発達に良い影響をもたらし，学校に設置されることで教員の声を選択的に増幅させ（signal/noise ratioを改善），クラスでのパフォーマンスを引き出させることにつながるという報告もある（Bennetts et al. 2002[22]）。

5. ダウン症における滲出性中耳炎の診療指針

①新生児聴覚スクリーニング検査よる難聴の早期診断を行う。

②ダウン症児の滲出性中耳炎の診療は，早期診断，早期介入が必要であり，聴力の改善およびそれに付随する言語習得を目標とする。

③チューブ留置は選択肢の一つであり，なるべく早期に行う方が言語発達の面からも推奨される。しかしチューブ留置期間はかなり長期となり，永久穿孔や鼓膜換気チューブ脱落後の癒着性中耳炎など，後遺症ともいえる中耳病態も生じる危険性が高いことを念頭におく。

④定期的観察は必須である。耳垢除去に加え鼓膜所見，聴覚，言語発達の評価を3〜4カ月に一度は行う。

参考文献

1) Sheets KB, Crissman BG, Feist CD, et al. Practice guidelines for communicating a prenatal or postnatal diagnosis of Down syndrome：recommendations of the national society of genetic counselors. J Genet Couns. 2011；20(5)：432-41.

2) Sasaki A, Sago H. Equipoise of recent estimated Down syndrome live births in Japan. Am J Med Genet A. 2019；179(9)：1815-9.

3) Park AH, Wilson MA, Stevens PT, et al. Identification of hearing loss in pediatric patients with Down syndrome. Otolarygol Head Neck Surg. 2012；146(1)：135-40.

4) 飯野ゆき子，今村祐佳子，針谷しげ子，他．ダウン症児における滲出性中耳炎の経過．耳鼻臨床．1996；89(8)：929-34.

5) Kreicher KL, Weir FW, Nguyen SA, et al. Characteristic ad progression of hearing loss in children with Down syndrome. J Pediatr. 2018；193：27-33.e2.

6) Maris M, Wojciechowski M, Van de Heyning P, et al. A cross-sectional analysis of otitis media with effusion in children with Down syndrome. Eur J Pediatr. 2014；173(10)：1319-25.

7) 守本倫子．小児耳鼻咽喉科をめぐる最近の話題：難聴以外の疾患の遺伝子診断．小児科診療．2008；71(10)：1659-65.

8) Austeng ME, Akre H, Overland B, et al. Otitis media with effusion in children with in Down syndrome. Int J Pediatr Otorhinolaryngol. 2013；77(8)：1329-32.

9) Bilgin H, Kasemsuwan L, Schachern PA. Temporal bone study of Down's syndrome. Arch otolaryngol Head Neck Surg. 1996；122(3)：271-5.

10) Maroundias N, Economides J, Christodoulou P, et al. A study on the otoscopical and audiological findings in patients with Down's syndrome in Greece. Int J Pediatr Otorhinolaryngol. 1994；29(1)：43-9.

11) Selikowitz M. Short-term efficacy of tympanostomy tubes for secretory otitis media in children with Down syndrome. Dev Med Child Neurol. 1993；35(6)：511-5.

12) Shott SR, Joseph A, Heithaus D. Hearing loss in children with Down syndrome. Int J Pediatr Otorhinolaryngol. 2001；61(3)：199-205.

13) Iino Y, Imamura Y, Harigai S, et al. Efficacy of tympanostomy tube insertion for otitis media with effusion in children with Down syndrome. Int J Pediatr Otorhinolaryngol. 1999；49(2)：143-9.

14) Manickam V, Shott GS, Heithaus D, et al. Hearing loss in Down syndrome revisited-15 years later. Int J Pediatr Otorhinolaryngol. 2016；88：201-7.

15) Whiteman B, Simpson G, Compton W. Relationship of otitis media and language impairment in adolescents with Down syndrome. Ment Retard. 1986；24(6)：353-6.

16) Price DL, Orvidas LJ, Weaver AL, et al. Efficacy of adenoidectomy in the treatment of nasal and middle ear symptoms in children with Down syndrome. Int J Pediatr Otorhinolaryngol. 2004；68(1)：7-13.

17) National Collaborating Centre for Women's and Children's Health(UK). Surgical Management of Otitis Media with Effusion in Children. National Institute for Health and Clinical Excellence(NICE)：guideline, RCOG Press；2008.

18) Atkinson M. Surgical management of otitis media with effusion in children-NICE guideline：what paediatricians need to know. Arch Dis Child Educ Pract Ed. 2009；94（4）：115-7.

19) 針谷しげ子. 長期観察によるダウン症難聴児の研究. 日耳鼻. 1994；97（2）：2208-18.

20) 山下道子，黒川雅子，花井敏男，他. ダウン症候群・乳幼児の聴力経過の検討. 耳鼻と臨床. 2010；56（4）：139-44.

21) Sheehan P, Hans P. UK and Ireland experience of bone anchored hearing aids（BAHA）in individuals with Down syndrome. Int J Pediatr Otorhinolaryngol. 2006；70（6）：981-6.

22) Bennetts L, Flynn M. Improving the classroom listening skills of children with Down syndrome by using sound field amplification. Downs Syndr Res Pract. 2002；8（1）：19-24.

Ⅱ　口蓋裂に対する取り扱い

　口蓋裂児は滲出性中耳炎を高率に合併し，難治例も多い。1歳前後で鼓膜所見，難聴の程度を診断し，鼓膜所見が不良な場合や明らかな難聴がある場合は，鼓膜換気チューブ留置術や補聴器装用を検討する。難治例が多いため長期にわたる経過観察が必要である。

1. 病態

　口蓋裂児は耳管の開大に関わる口蓋帆張筋，口蓋帆挙筋の走行異常がある。また耳管軟骨は脆弱で，耳管は開放傾向にあり，閉鎖障害がある。鼻すすりなどで鼓室内がひとたび陰圧になると，嚥下で陰圧を解除することができない。口蓋裂児は口蓋裂のない児に比べ，乳突蜂巣の発育が抑制されており，乳突蜂巣面積は1歳時から有意に小さい。乳突蜂巣は成長とともに発育するが，5歳時でも面積が口蓋裂のない児に追いつくことはない。また，鼓膜換気チューブ留置術（チューブ留置）を行っても，口蓋裂のない児より面積は小さい（佐久間ら2007[1]）。中耳は耳管だけではなく，乳突蜂巣粘膜のガス交換によっても換気されている。口蓋裂児は耳管の形態・機能異常による換気障害だけではなく，乳突蜂巣の面積が小さく，ガス交換能も劣っている。したがって滲出性中耳炎を合併しやすく，難治例が多いことから，長期間にわたり経過をみる必要がある。

2. 罹患率

　口蓋裂児の滲出性中耳炎罹患率については，アジア人634耳を対象とした検討では，口蓋形成術時に鼓膜切開を行い456耳（71.92％）に貯留液が認められた（Chen et al. 2012[2]）。経時的に口蓋裂児の滲出性中耳炎を観察したFlynnらは，片側口唇口蓋裂児と口蓋裂のない児の滲出性中耳炎の罹患率を1〜5歳まで検討している。口蓋裂児では74.7％，口蓋裂のない児では19.4％と前者に滲出性中耳炎の罹患が有意に多い（$P < 0.001$）。口蓋裂児は5歳でも90％近い症例で鼓膜所見の異常やティンパノメトリーの異常が認められた。さらに長期に観察すると，口蓋裂児も成長とともに鼓膜の異常所見や難聴の割合は低下する。しかし16歳でも19％の症例で中耳所見に異常が認められた（Flynn et al. 2009[3]）。

　口蓋裂単独例と口唇口蓋裂例計146例について，生後より15歳まで縦断的に検討した報告では，前者より後者の方が滲出性中耳炎の罹患が多く，チューブ留置の割合も多い。滲出性中耳炎の累積罹患率は2〜4歳まで急激に増え，その後8歳まで増加し，それ以降15歳まで横ばいであった。15歳時，口蓋裂単独例では73％で中耳炎の既往があり，44％に1回以上のチューブ留置の既往があった。口唇口蓋裂例では90％に滲出性中耳炎の既往があり，67％でチューブ留置の既往があった（Kapitanova et al. 2018[4]）。

　一方，粘膜下口蓋裂に関しては，Kwinterらが15歳以下の58例（平均年齢5.8歳；22q11.2欠失症候群7例などの染色体異常16例を含む）を後方視的に検討している。この報告では30例（51.7％）に滲出性中耳炎，3例に反復性中耳炎が認められ，47％の症例に最低1回の両側のチューブ留置の既往があった（Kwinter et al. 2018[5]）。また，口蓋裂111耳，粘膜下口蓋裂65耳，先天性鼻咽腔閉鎖不全症50耳の滲出性中耳炎の罹患率を比較した報告では，7歳

以下の症例においては各々69％，62％，28％であった。口蓋裂と粘膜下口蓋裂との間で罹患率に明らかな差はみられないが，口蓋裂と先天性鼻咽腔閉鎖不全症では有意差が認められた（矢部ら 1989[6]）。

　これらを総合すると，口蓋裂児は生後より鼓膜所見の観察，耳鼻咽喉科学的検査を長期間にわたり行う必要がある。

3. 診断

1) 視診

　気密耳鏡による鼓膜の観察は診断に有用である。その他，処置用顕微鏡，内視鏡を用いるが，口蓋裂児は外耳道の狭い症例も多い。外耳道の狭い症例の鼓膜の観察には，内視鏡のなかでも軟性電子スコープが適している。

2) ティンパノメトリー（p.29：第2章-5参照）

　気密耳鏡などによる視診後，中耳貯留液の確認に有用である。Chen らは口蓋裂634耳のティンパノメトリーについて検討している。鼓膜切開で貯留液を認めた456耳中，436耳はB型を示し，11耳はA型，9耳がC型であった。ティンパノグラムB型の感度は0.956，特異度は0.596であった。月齢で検討すると9カ月未満の乳児では特異度は0.375で，14カ月以上の乳児では0.857という結果であった（Chen et al. 2012[2]）。9カ月以下の乳児のティンパノメトリーの結果の診断には注意が必要である。乳児に対して欧米では678Hzや1000Hzによる検査が行われている（Alaerts et al. 2007[7]，Wimmer et al. 2010[8]）。

3) 聴力検査

　Yang らは，生後6～24カ月の42例の口蓋裂児にティンパノメトリー，TEOAE，ABRを行った。ティンパノグラムA型30耳中，5耳（5.9％）はTEOAEの結果が不良で，ABRで3耳に中等度伝音難聴，2耳に中等度感音難聴が認められた。ティンパノグラムB型，C型の症例は全例TEOAEの結果が不良であった。全症例のABRの閾値は30～95dBnHLで，平均53.5±13.6 dBnHLであった。TEOAEとABRの結果の一致率は80％であった（Yang et al. 2012[9]）。

　口蓋裂児58例について7歳，10歳，13歳，16歳時に処置用顕微鏡による視診，ティンパノメトリー，聴力検査を行ったFlynn らは，鼓膜の異常所見，聴力検査結果は成長とともに改善すると述べている。しかし6000，8000Hzの閾値は加齢による改善が認められないと報告している。また，口蓋裂単独例は唇裂合併例より鼓膜所見異常の割合が少なく，両側口唇口蓋裂例が最も高周波数の閾値が不良であると裂型による違いを報告している（Flynn et al. 2013[10]）。口蓋裂児は新生児聴覚スクリーニングをはじめ，年齢に応じた定期的な聴力検査を行うことが望ましい。

4. 治療

1）鼓膜換気チューブ留置術（p.51：第3章-CQ6参照）

①適応

　チューブ留置は，口蓋形成術と同時にほぼ全例に行うという報告（Valtonen et al. 2005[11]）と症例を選択して行う報告がある。Phuaらは口蓋形成術と同時にルーチンとして鼓膜換気チューブ（チューブ）を留置する治療を行った群45例と，以下の適応を満たす場合にチューブを入れた選択群の術後経過を比較検討している。チューブ留置の適応を「中耳炎を反復する，明らかな30dB以上の難聴がある，親が難聴を指摘する」とし，これに従いチューブを入れた児は口蓋裂児189例中79例（41.8％）であった。術後の反復性中耳炎，鼓膜所見の異常は慣例群に多かった。口蓋裂児においても慣例的ではなく，反復する中耳炎，明らかな難聴のあるときなどにチューブ留置術を行うべきであると報告している（Phua et al. 2009[12]）。Szaboらは「口唇手術時にすでに貯留液の認められる場合，または3カ月以上持続する両側25dB以上の伝音難聴がある場合」を適応としている。その結果5歳までに98％の症例で最低1回はチューブ留置が行われ，平均1.7回の留置であった（Szabo et al. 2010[13]）。Kobayashiらは「3カ月以上持続する中耳貯留液，鼓膜の高度陥凹，両側30dB以上の難聴，言語発達の遅れが認められる場合」をチューブ留置術の適応としている。口蓋裂児108例中5歳までにチューブ留置を行った症例は38％であった。特に1歳時の乳突蜂巣の発育不良例は，のちに鼓膜換気チューブ留置術が必要となることが多く，5歳以降も経過不良例が多かった（Kobayashi et al. 2012[14]）。Ponduriらは18編のシステマティックレビューで，口蓋裂症例に対し早期に慣例的にチューブ留置を行うことは聴覚，会話，言語，心理社会的な発達において長期的な利益をもたらすという十分なエビデンスがないと報告している（Ponduri et al. 2009[15]）。1982〜2013年に発表された488論文から抽出された9論文のシステマティックレビューでは滲出性中耳炎に対するチューブ留置の割合は38〜53％で，難治例に施行される傾向であった。チューブ留置は保存的治療と比べ難聴を改善し，この傾向は留置後1〜9年持続している。チューブ留置は言語発達に良い効果があった（Kuo et al. 2014[16]）。

　これらの結果から口蓋裂児でも全例にチューブ留置は必要ではないと考えられる。口蓋裂は全身麻酔の回数を軽減するために，1歳前後の口蓋形成術時にチューブ留置が同時に行われることが多い。口蓋形成術前に鼓膜所見，難聴の程度を確認することが必要である。

②チューブの留置期間，合併症

　口蓋裂児は全例にチューブ留置術が必要ではない。しかし2回以上のチューブ留置が必要となる症例，長期に留置が必要となる症例がある。Ahnらは口蓋形成術時にチューブ留置術を行った213例中，平均4.9年の経過観察中チューブ留置回数が1回であったのは140例，2回以上であったのは73例と報告している（Ahn et al. 2012[17]）。山田らは1歳時，口蓋形成術と同時にチューブ留置術を行い，6歳以降まで経過を追えた133耳についてチューブ留置期間を検討している。再発例のチューブ留置期間は平均22.3カ月，経過良好例は32.6カ月，穿孔残存例は43.9カ月であった（山田ら2014[18]）。口蓋裂児には30カ月程度の長期間のチューブ留置が必要と考えられる。1回以上チューブ留置術が行われた869人の口蓋裂症例

の6.9％において18歳までに真珠腫性中耳炎が認められた。同時期の口蓋裂のない症例56,080例の真珠腫の発症は1.5％であり，口蓋裂症例に真珠腫の発症が多いと報告されている（Spilsbury et al. 2013[19]）（p.51：**第3章-CQ6**，p.69：**第3章-追補CQ参照**）。チューブ留置後も定期的な鼓膜の観察が大切である。

2) 口蓋形成術

　口蓋形成術が直接，滲出性中耳炎の改善に，どの程度寄与しているのかについての報告は少ない。Klockarsらは，生後3〜4カ月にチューブ留置術のみ行った群と，軟口蓋閉鎖術を併用した群を12カ月時に比較している。軟口蓋を早期に閉鎖した群では有意にチューブ脱落後の滲出性中耳炎再発率，チューブの閉塞が少ないと報告し，軟口蓋の早期閉鎖が耳管機能の改善に寄与していると考察している（Klockars et al. 2012[20]）。

　また，口蓋形成術の術式によって，術後の滲出性中耳炎の罹患が異なる可能性がある。近年のシステマティックレビューでは，口蓋形成術の術後のチューブ留置回数について検討した7論文を検討し，Sommerlad法とFurlow法が滲出性中耳炎罹患とチューブ留置回数が少なかったと報告されている（Téblick et al. 2019[21]）。

3) 補聴器

　難聴の改善にはチューブ留置術が一般的に行われる治療である。しかし，耳漏，永久穿孔などの合併症も多い。そのため，補聴器装用を勧める報告も認められる（Maheshwar et al. 2002[22]，Gani et al. 2012[23]）。補聴器装用はチューブ留置に比べ，合併症が有意に少ないと報告されている。

5. 口蓋裂における滲出性中耳炎の診療指針

①新生児聴覚スクリーニング検査による難聴の早期診断を行う。

②新生児聴覚スクリーニング検査がreferの場合，適切な精密聴覚検査を行う（p.28〜：**第2章-4〜6参照**）。

③1歳前後における口蓋形成術前に，鼓膜の視診・聴覚の評価を行い，鼓膜換気チューブ留置術の適応について検討する（判断基準となる難聴の程度については，p.51：**第3章-CQ6参照**）。

④口蓋裂では長期間のチューブ留置，数回の留置が必要なことがあり，留置中の感染，鼓膜の永久穿孔のリスクが高くなる。補聴器装用も考慮する。

⑤鼓膜所見が高度に不良の場合，画像検査を行う。被曝の影響を最小にするように配慮する。

⑥長期にわたる経過観察が必要である。

参考文献

1) 佐久間貴章，寺尾元，小林一女. 口蓋裂症例における乳突蜂巣発育の経時的変化. Otol Jpn. 2007；17(3)：203-8.

2) Chen YW, Chen KTP, Chang PH, et al. Is otitis media with effusion almost always accompanying cleft palate in children?：The experience of Asian patients. Laryngoscope. 2012；122（1）：220-4.

3) Flynn T, Möller C, Jönsson R, et al. The high prevalence of otitis media with effusion in children with cleft lip and palate as compared to children without clefts. Int J Pediatr Otorhinolaryngol. 2009；73（10）：1441-6.

4) Kapitanova M, Knebel JF, El Ezzi O, et al. Infuluence of infancy care strategy on hearing in children and adolescents：A longitudinal study of children with unilateral lip and/or cleft palate. Int J Pediatr Otorhinolaryngol. 2018；114：80-6.

5) Kwinter A, Dworschak-Stokan A, Paradis J, et al. Association between symptomatic submucous cleft palate and otologic disease：A retrospective review. Int J Pediatr Otorhinolaryngol. 2018；115：77-81.

6) 矢部利江, 阿部雅子, 沢島政行. 口蓋裂及び先天性鼻咽腔閉鎖不全症患者における滲出性中耳炎 臨床的観察. 日耳鼻. 1989；92（7）：1012-20.

7) Alaerts J, Luts H, Wouters J. Evaluation of middle ear function in young children：clinical guideline for the use of 226-and 1000-Hz tympanometry. Otol Neurotol. 2007；28（6）：727-32.

8) Wimmer E, Toleti B, Berghaus A, et al. Impedance audiometry in infants with a cleft palate：The standard 226-Hz probe tone has no predictive value for the middle ear condition. Int J Pediatr Otorhinolaryngol. 2010；74（6）：586-90.

9) Yang FF, Mcpherson B, Shu H. Evaluation of auditory assessment protocol for Chinese infants with nonsyndromic cleft lip and/or palate. Cleft Palate Craniofac J. 2012；49（5）：566-73.

10) Flynn T, Lohmander A, Möller C, et al. A longitudinal study of hearing and middle ear status in adolescents with cleft lip palate. Laryngoscope. 2013；123（6）：1374-80.

11) Valtonen H, Dietz A, Qvarnberg Y. Long term clinical, audiologic, and radiologic outcomes in palate cleft children treated with early tympanostomy for otitis media with effusion：A controlled prospective study. Laryngoscope. 2005；115（8）：1512-6.

12) Phua YS, Salkeld LJ, deChalain TMB. Middle ear disease in children with cleft palate：Protocols for management. Int J Pediatr Otorhinolaryngol. 2009；73：307-13.

13) Szabo C, Langevin K, Schoem S, et al. Treatment of persistent middle ear effusion in cleft palate patients. Int J Pediatr Otorhinolaryngol. 2010；74（8）：874-77.

14) Kobayashi H, Sakuma T, Yamada N, et al. Clinical outcomes of ventilation tube placement in children with cleft palate. Int J Pediatr Otorhinolaryngol. 2012；76（5）：718-21.

15) Ponduri S, Bradley R, Ellis PE, et al. The management of otitis media with early routine insertion of grommets in children with cleft palate-A systemic review. Cleft Palate Craniofac J. 2009；46（1）：30-8.

16) Kuo CL, Tsao YH, Cheng HM, et al. Grommets for otitis media with effusion in chilaren with cleft palate：A systematic review. Pediatrics. 2014；134（5）：983-94.

17) Ahn JH, Kang WS, Kim JH, et al. Clinical manifestation and risk factors of children with cleft palate receiving repeated ventilation tube insertions for treatment of recurrent otitis media with effusion. Acta Otolaryngol. 2012；132（7）：702-7.

18) 山田尚宏, 小林一女, 池田賢一郎, 他. 口蓋裂症例の滲出性中耳炎における鼓膜チューブ留置術の留置期間の検討. 昭和学士会誌. 2014；74（1）：81-90.

19) Spilsbury K, Ha JF, Semmens JB, et al. Cholesteatoma in cleft lip and palate：A population-based follow-up study of children after ventilation tubes. Laryngoscope. 2013；123（8）：2024-9.

20) Klockars T, Rautio J. Early placement ventilation tubes in cleft lip and palate patients：Does palatal closure affect tube occlusion and short-term outcome? Int J Pediatr Otorhinolaryngol. 2012；76（10）：1481-4.

21) Téblick S, Ruymaekers M, Van de Casteele E, et al. Effect of cleft palate closure technique on speech and middle ear outcome：A sysytematic review. J Oral Maxillofac Surg. 2019；77（2）：405.e1-405.e15.

22) Maheshwar AA, Milling MA, Kumar M, et al. Use of hearing aids in the management of children with cleft palate. Int J Pediatr Otorhinolaryngol. 2002；66（1）：55-62.

23) Gani B, Kinshuck AJ, Sharma R. A review of hearing loss in cleft palate patients. Int J Otolaryngol. 2012；2012：548698.

第5章

付記～診断技術向上にむけた将来展望

小児滲出性中耳炎の新しい検査法

　この章では将来期待される診断技術としてmulti-frequency tympanometry（MFT）（wide-band tympanometry®：WBT）と光コヒーレンストモグラフィー（optical coherence tomography：OCT）による新しい中耳伝音系の病変検索について紹介する。

　従来型ティンパノメトリーは簡便で低侵襲な検査であり，特に滲出性中耳炎や中耳伝音系検索に有用であり耳鼻咽喉科医には欠かせない検査法である。しかしこの検査方法は普及している一方で，限界として乳児の解剖学的特性から226Hzでは信頼度が低下するため，1000Hzでの検査が推奨されている（p.28：**第2章-5参照**）。この限界を補完し，さらに大量の情報を手に入れることができる検査がMFTである。新生児の中耳評価においては高周波数ティンパノグラムが優れていると報告されている（小宗 2011[1]）。MFTの研究は古くは1970年代から始まり，有用であることは評価されたが機器が複雑であることや解析の煩雑さから市販される機会が少なかった（小宗 2011[1]，川瀬 2019[2]）。近年コンピュータ処理速度が革新的に進んだため，制御と解析が容易になったことから市販化に至った。

　OCTは耳鼻咽喉科領域では聞き慣れない言葉であるが眼科領域では網膜診断に欠かせない機器であり，耳科領域に応用されることが期待されている診断機器である。

　現在，消化器科，皮膚科，心臓病学，腫瘍学など，さまざまな医療および外科用途で臨床的に実証されてきた。この技術は非接触・非侵襲性で，近赤外線による光の干渉性を利用したもので，立体的な断層画像が高画質で撮像でき，被曝の心配がなく，人体のさまざまな器官の断層撮像が可能であることから，この技術を応用して鼓膜断面の画像と中耳炎診断を行うためのシステムが現在開発されている。

1. multi-frequency tympanometry（MFT）

1）概要

　単一周波数226Hzティンパノメトリーは，中耳病変の診断には欠かせない機器であるが，単一の周波数を使用するため，中耳の音響物理的メカニズムの微妙な変化を検出することは難しい。MFTの一種であるWBTは，外耳道圧の掃引と低周波数から4000～8000Hzの高い周波数まで掃引して中耳病変の診断を行う（**図5-1**）。この測定法は，プローブと鼓膜の間の外耳道空間の影響が少ないことから，幅広い周波数を用いて検査することが可能である。MFTの特徴は中耳病変・耳小骨離断や固着等の診断ばかりでなく内耳疾患にも有用であると報告されている。

　MFTのなかでも1990年代から始められたWBTの研究は，外耳道プローブから広帯域クリック音（226～8000Hz）を連続的に発する方法を用いている（Keefe et al. 1993[3]，Voss et al. 1994[4]）。外耳道に入力された音エネルギーのうち，鼓膜で反射して戻るエネルギー量（reflected power：反射エネルギー）をプローブ内のマイクロフォンが計測し，最終的に中耳側に伝達されるエネルギー比率（アブゾーバンス）を算定している。

　アブゾーバンスは周波数や周囲環境に依存して変動することから，広帯域周波数を用いることで外耳，中耳の音響応答特性の像をみることができる。すなわち外耳道・中耳の機能不

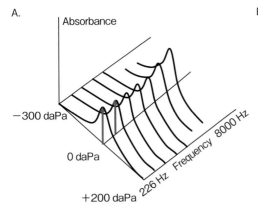

A.

Absorbance

−300 daPa

0 daPa

226 Hz　Frequency　8000 Hz

+200 daPa

A　周波数と外耳道圧を基準にしたアブゾーバンスの模式図

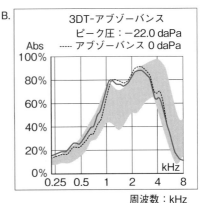

B.

3DT-アブゾーバンス
ピーク圧：−22.0 daPa
・・・・・アブゾーバンス 0 daPa

Abs
100%
80%
60%
40%
20%
0%

0.25　0.5　1　2　4　8

kHz

周波数：kHz

B　アブゾーバンスグラフ例
アブゾーバンスは周波数によって変化する.
実線：外耳道圧の加減圧が行われた際のピーク圧アブゾーバンス曲線を示す.
破線：大気圧におけるアブゾーバンス曲線を示す.
灰色エリアは3歳から11歳までの子どもの標準範囲である（10〜90パーセンタイル）.

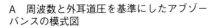

図5-1　耳wideband tympanometry®

全によって現れる中耳状態の変化に対する感度をみている（Sanford et al. 2013[5]）。

2) 従来型ティンパノメトリーとの比較および診断精度

　単一周波数（226Hz）ティンパノメトリーとMFTの単純な診断精度比較はできないが，WBTでは滲出性中耳炎については従来型と比較して，中耳貯留液の鑑別に優れており（Terzi et al. 2015[6]），さらに耳音響放射検査を組み合わせて高い診断率を誇ると報告されている（Hunter et al. 2008[7]）。また，情報量が格段に多いため共振周波数比較，一定の周波数間での平均ティンパノグラムなど病態解明にはさまざまな解析方法がとれる。

3) 将来の展望

　次に示すoptical coherence tomography（OCT）を併用して中耳を観察し，貯留液の粘度や液量の多寡によってもアブゾーバンスの差が出ることが報告されている（Won et al. 2020[8]）。

2. 耳科用光コヒーレンストモグラフィー（光干渉断層撮影：optical coherence tomography：OCT）

　滲出性中耳炎は，“鼓膜に穿孔がなく，中耳腔に貯留液をもたらし難聴の原因となるが，急性炎症症状すなわち耳痛や発熱のない中耳炎”と定義され，急性中耳炎との鑑別診断が重要である。しかし鼓膜所見からだけではその鑑別が困難なことがあり，このことは抗菌薬適正使用の観点からも改善が望まれている。新たな鑑別診断法の一つとしてOCTの耳科応用が始まっている。

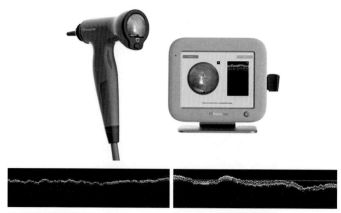

正常鼓膜断面図　　　　　　　急性中耳炎鼓膜断面図

図5-2　耳科用光コヒーレンストモグラフィー（OCT）による鼓膜の画像所見例と鼓膜断面図

1) 概要

OCTは非侵襲的な深度分解光学イメージングモダリティであり，臨床的に適切な深度で生体組織および試料の高解像度の断面イメージングを可能にする光学的画像検査法である（Lal et al. 2020[9]，Nguyen et al. 2012[10]）。

2) OCTの耳科臨床応用

当初は動物例による中耳OCT画像が解析され（Nguyen et al. 2010[11]），次いで臨床例に進展した（Nguyen et al. 2012[10]）。現在，OCT画像の耳科領域での研究は鼓膜・中耳病態の解明であり，鼓膜に関するリアルタイムOCT画像の臨床報告が相次いでいる。正常鼓膜，急性中耳炎鼓膜，さらに慢性中耳炎鼓膜の断層撮像による厚さ計測，鼓膜裏面のBiofilm像や中耳貯留液が描出され（**図5-2**），精度の高い中耳炎診断に貢献できるとしている（Monroy et al. 2015[12]，Cho et al. 2015[13]，Dsouza et al. 2018[14]，Park et al. 2018[15]，Tan et al. 2018[16]）。さらに外科的介入（鼓膜換気チューブ留置）前後の鼓膜と鼓膜裏面のBiofilmの評価を行うことも可能であると報告されている（Monroy et al. 2017[17]）。

3) 将来の展望

耳科用OCTは，今後さらに発展していく可能性を有する検査法である。発展形としては耳管評価用の管腔内OCTカテーテル，振動測定機能を備えた機能的なハンドヘルドOCT耳鏡，OCTと統合された処置用顕微鏡，生体内イメージング用のマイクロOCTなどを開発することが期待されている（Cho et al. 2020[18]）。振動機能（Doppler Vibrometry）を装着したOCTによる，耳小骨の可動性評価が行われるようになってきており，耳硬化症病変などの伝音難聴の術前診断にも有用となりつつある（MacDougall et al. 2019[19]）。

参考文献

1）小宗静男．Multifrequency Tympanometry（MFT）の原理と応用，内リンパ水腫の客観的評価．耳鼻と臨床．2011；57（Suppl 1）：S111-5.

2）川瀬哲明．Multi-frequency Tympanometry-知っておくと役立つ基礎的事項-．Audiology Japan. 2019；62（6）：595-606.

3）Keefe DH, Bulen JC, Arehart KH, et al. Ear-canal impedance and reflection coefficient in human infants and adults. J Acoust Soc Am. 1993；4（5）：2617-38.

4）Voss SE, Allen JB. Measurement of acoustic impedance and reflectance in the human ear canal. J Acoust Soc Am. 1994；95（1）：372-84.

5）Sanford CA, Hunter LL, Feeney MP, et al. Wideband acoustic immittance tympanometric measures. Ear Hear. 2013；34 Suppl 1：65S-71S.

6）Terzi S, Özgür A, Erdivanli ÖÇ, et al. Diagnostic value of the wideband acoustic absorbance test in middle-ear effusion. J Laryngol Otol. 2015；129（11）：1078-84.

7）Hunter LL, Bagger-Sjoback D, Lundberg M. Wideband reflectance associated with otitis media in infants and children with cleft palate. Int J Audiol. 2008；47 Suppl 1：S57-61.

8）Won J, Monroy GL, Huang PC, et al. Assessing the effect of middle ear effusions on wideband acoustic immittance using optical coherence tomography. Ear Hear. 2020；41（4）：811-24.

9）Lal C, Alexandrov S, Rani S, et al. Nanosensitive optical coherence tomography to assess wound healing within the cornea. Biomed Opt Express. 2020；11（7）：3407-22.

10）Nguyen CT, Jung W, Kim J, et al. Noninvasive in vivo optical detection of biofilm in the human middle ear. Proc Natl Acad Sci U S A. 2012；109（24）：9529-34.

11）Nguyen CT, Tu H, Chaney EJ, et al. Non-invasive optical interferometry for the assessment of biofilm growth in the middle ear. Biomed Opt Express. 2010；1（4）：1104-16.

12）Monroy GL, Shelton RL, Nolan RM, et al. Noninvasive depth-resolved optical measurements of the tympanic membrane and middle ear for differentiating otitis media. Laryngoscope. 2015；125（8）：e276-82.

13）Cho NH, Lee SH, Jung W, et al. Optical coherence tomography for the diagnosis and evaluation of human otitis media. J Korean Med Sci. 2015；30（3）：328-35.

14）Dsouza R, Won J, Monroy GL, et al. In vivo detection of nanometer-scale structural changes of the human tympanic membrane in otitis media. Sci Rep. 2018；8（1）：8777.

15）Park K, Cho NH, Jeon M, et al. Optical assessment of the in vivo tympanic membrane status using a handheld optical coherence tomography-based otoscope. Acta Otolaryngol. 2018；138（4）：367-74.

16）Tan HEI, Santa Maria PL, Wijesinghe P, et al. Optical coherence tomography of the tympanic membrane and middle mar：A review. Otolaryngol Head Neck Surg. 2018；159（3）：424-38.

17）Monroy GL, Pande P, Nolan RM, et al. Noninvasive in vivo optical coherence tomography tracking of chronic otitis media in pediatric subjects after surgical intervention. J Biomed Opt. 2017；22（12）：1-11.

18）Cho NH, Jang JH. Future directions of optical coherence tomography in otology：A morphological and functional approach. Clin Exp Otorhinolaryngol. 2020；13（2）：85-6.

19）MacDougall D, Morrison L, Morrison C, et al. Optical coherence tomography doppler vibrometry measurement of stapes vibration in patients with stapes fixation and normal controls. Otol Neurotol. 2019；40（4）：e349-55.

和文索引

欧文索引

小児滲出性中耳炎診療ガイドライン 2022年版

2015 年 1 月 1 日　第 1 版 (2015 年版) 発行
2022 年 9 月 30 日　第 2 版 (2022 年版) 第 1 刷発行

編　集　　一般社団法人　日本耳科学会
　　　　　日本小児耳鼻咽喉科学会

発行者　　福村　直樹
発行所　　金原出版株式会社

　　　　　〒 113-0034　東京都文京区湯島 2-31-14
　　　　　電話　編集 (03) 3811-7162
　　　　　　　　営業 (03) 3811-7184
　　　　　FAX　　(03) 3813-0288　　　Ⓒ 日本耳科学会, 2015, 2022
　　　　　振替口座　00120-4-151494　　　　　検印省略
　　　　　http://www. kanehara-shuppan.co.jp/　　　*Printed in Japan*

ISBN 978-4-307-37128-5　　　　　　　　　　印刷・製本／真興社

JCOPY ＜出版者著作権管理機構 委託出版物＞

本書の無断複製は著作権法上での例外を除き禁じられています。複製される場合は，
そのつど事前に，出版者著作権管理機構（電話 03-5244-5088，FAX 03-5244-5089,
e-mail：info@jcopy.or.jp）の許諾を得てください。

小社は捺印または貼付紙をもって定価を変更致しません。
乱丁，落丁のものはお買上げ書店または小社にてお取り替え致します。

WEB アンケートにご協力ください

読者アンケート(所要時間約 3 分)にご協力いただいた方の中から
抽選で毎月 10 名の方に図書カード 1,000 円分を贈呈いたします。
アンケート回答はこちらから ➡
https://forms.gle/U6Pa7JzJGfrvaDof8

2018・6

実臨床により即したガイドラインにバージョンアップ！

小児急性中耳炎
診療ガイドライン
2018年版

日本耳科学会
日本小児耳鼻咽喉科学会
日本耳鼻咽喉科感染症・エアロゾル学会 編

5年ぶりの改訂では従来の構成を引き継ぎつつ、時代に沿った質を担保し、可能な限り実臨床に即したガイドラインを目指した。エビデンスの評価法やCQを大幅に見直した。推奨の決定には患者が受ける益と害のバランスを反映させた。抗菌薬の投与期間は実臨床に即して3〜5日間と幅を持たせた。また鼓膜切開を選択できる場面を増やす一方、実施できない環境にも配慮した。反復性中耳炎に関するCQも追加し充実させた。

主な内容

第1章 作成の経緯と概要

第2章 Clinical Questions (CQ)

1. 診断・検査法
   - CQ 1-1　急性中耳炎はどのような状態のときに診断されるか
   - CQ 1-2　急性中耳炎の診断に問診は必要か
   - CQ 1-3　急性中耳炎の診断にティンパノメトリーは有用か
   - CQ 1-4　急性中耳炎の重症度はどのようにして判定されるか
   - CQ 1-5　反復性中耳炎はどのような状態のときに診断されるか
2. 予防　CQ 2-1　肺炎球菌結合型ワクチン (PCV) は小児急性中耳炎の予防に有効か
3. 治療　CQ 3-1　急性中耳炎に抗菌薬を使用する場合に何を使用するか
   - CQ 3-2　急性中耳炎の鎮痛に抗菌薬は有効か
   - CQ 3-3　抗菌薬の投与期間はどのくらいが適切か
   - CQ 3-4　軽症の急性中耳炎の治療として抗菌薬非投与は妥当か
   - CQ 3-5　鼓膜切開はどのような症例に適応となるか
   - CQ 3-6　点耳薬は急性中耳炎に有効か
   - CQ 3-7　抗ヒスタミン薬は急性中耳炎に有効か ほか

4. 小児急性中耳炎症例の治療アルゴリズム

第3章 参考資料　1. 用語の定義と解説　2. 薬剤感受性による肺炎球菌の分類　3. 薬剤感受性によるインフルエンザ菌の分類　4. 細菌学的検査　5. 抗菌薬略語と一般名一覧

巻末カラー
小児急性中耳炎症例の治療アルゴリズム (2018年版)
鼓膜所見
急性中耳炎診療スコアシート (2018年版)

読者対象 耳鼻咽喉科医、小児科医

◆B5判　112頁　8図　カラー5図　◆定価2,640円 (本体2,400円+税10%)　ISBN978-4-307-37122-3

k 金原出版

〒113-0034 東京都文京区湯島2-31-14　TEL03-3811-7184 (営業部直通)　FAX03-3813-0288
本の詳細、ご注文等はこちらから➡ https://www.kanehara-shuppan.co.jp/